Este livro vai te fazer sentir

FLORENCE BARK

Este livro vai te fazer sentir

Contos eróticos e dicas
para desmistificar a
masturbação feminina

Tradução
Carolina Simmer

1ª edição

Rio de Janeiro | 2023

TÍTULO ORIGINAL
This Book Will Make You Feel Something

DESIGN DE CAPA
Juliana Misumi

CIP-BRASIL. CATALOGAÇÃO NA PUBLICAÇÃO
SINDICATO NACIONAL DOS EDITORES DE LIVROS, RJ

B237e Bark, Florence
   Este livro vai te fazer sentir : contos eróticos e dicas para desmistificar a masturbação feminina / Florence Bark ; tradução Carolina Simmer. - 1. ed. - Rio de Janeiro : BestSeller, 2023.

   Tradução de: This book will make you feel something
   ISBN 978-65-5712-285-3

   1. Masturbação feminina. 2. Meditações sexuais. 3. Prazer.
   I. Simmer, Carolina. II. Título.

23-84451

CDD: 306.772082
CDU: 316.832-055.2

Gabriela Faray Ferreira Lopes - Bibliotecária - CRB-7/6643

Texto revisado segundo o novo Acordo Ortográfico da Língua Portuguesa.

Copyright © 2023 by Florence Bark

Copyright da tradução © 2023 by Editora Best Seller Ltda.

Todos os direitos reservados. Proibida a reprodução,
no todo ou em parte, sem autorização prévia por escrito da editora,
sejam quais forem os meios empregados.

Direitos exclusivos de publicação em língua portuguesa para o Brasil
adquiridos pela
Editora Best Seller Ltda.
Rua Argentina, 171, parte, São Cristóvão
Rio de Janeiro, RJ — 20921-380
que se reserva a propriedade literária desta tradução.

Impresso no Brasil

ISBN 978-65-5712-285-3

Seja um leitor preferencial Record.
Cadastre-se e receba informações sobre nossos lançamentos
e nossas promoções.

Atendimento e venda direta ao leitor:
sac@record.com.br

SUMÁRIO

Introdução	9
Dica principal: Conheça sua anatomia	17
Dica 1: É tudo coisa da sua cabeça	26
Tesão depois da aula	29
Dica 2: Pontos táteis	35
A personal trainer	37
Dica 3: O prazer é o evento principal, o orgasmo vem depois	42
O melhor amigo do meu namorado	45
Dica 4: Seduza a si mesma	51
Diversão numa tarde na praia	52
Dica 5: Respire	59
Uma voltinha de ônibus	62
Dica 6: Quanto mais molhada, melhor	70
Hora de fechar negócio	72
Dica 7: Estímulo indireto do clitóris	80
Sexo com o ex	82
Dica 8: Estímulo direto do clitóris	90
Ela e o meu namorado	93

Dica 9: O que fazer quando nada "funciona" — 99
Tesão de luxo — 101

Dica 10: Invista em brinquedos eróticos — 108
Vigiada — 111

Dica 11: Brinque com texturas e sensações — 117
O mestre — 119

Dica 12: Explorando por dentro — 126
Meu demônio — 129

Dica 13: Mamilos! — 137
Minha primeira vez com uma mulher — 139

Dica 14: Automassagem — 145
Meu final feliz — 147

Dica 15: Posições — 154
O xerife e a bandida — 156

Dica 16: Questões anais — 165
Plugada em público — 167

Dica 17: Pergunte por aí — 174
Minha primeira festa de swing — 178

Dica 18: *Edging* — 186
Espiã — 188

Dica 19: Flerte com os cinco sentidos — 196
Um orgasmo ao ar livre para três — 198

Dica 20: Livre-se de todos os sentidos — 206
Vendada — 208

Dica 21: Estímulos múltiplos   215
Entre dois paus   217

Dica 22: Ajuda externa   223
O vampiro de Estocolmo   225

Dica 23: Prazer no cérvix   233
Quando bons vizinhos se tornam bons amigos   234

Dica 24: Ejaculação feminina   244
Inversão de papéis   246

Dica 25: Pegue o espelho de novo   252
Meu amante, o deus do rock   255

Cuidados posteriores   263
Crie suas fantasias sexuais   265
Notas   267
Agradecimentos   269

INTRODUÇÃO

Tenho a sensação de que passei boa parte da minha juventude me masturbando. Eu me lembro do exato momento em que descobri que me tocar causava uma sensação boa, e tudo mudou desse dia em diante. Por todo canto, eu encontrava objetos que vibravam — meu ratinho de brinquedo, que pulsava enquanto "corria" por superfícies; a caneta que vibrava para fazer sua letra ficar toda curvada; meu celular Nokia tijolão; o controle do PlayStation — e nunca mais parei. Adoro me masturbar. Espero que você também goste. Espero que você sinta orgulho suficiente para conversar sobre isso, para dizer que não pode sair para jantar porque tem planos com seu vibrador, para debater suas preferências com amigas, para perguntar a *elas* no que pensam nessa hora. Mas a verdade é que provavelmente você não faz nada disso. Todo mundo conhece alguém que escondia que se masturbava quando era adolescente — eu também fiz isso, até certo grau —, e, juntando esse fator a vários outros determinantes culturais, essa vergonha se infiltrou em nossos sentimentos sobre o assunto mesmo depois de adultos. Em uma pesquisa recente, até 53% dos participantes afirmaram se sentir desconfortáveis ao falar sobre masturbação, apesar de 91% dessas pessoas terem dito que se masturbam.[1] Minha missão com este livro é mudar isso, e há vários motivos muito bons para essa mudança ser importante.

Antes de explicá-los, quero me apresentar. Meu nome é Florence Bark. Trabalho com educação sexual e relacionamentos há uma década. Sou coapresentadora do "Come Curious", uma plataforma no YouTube que criei com minha melhor amiga, Reed

Amber. Também começamos um podcast para podermos conversar mais sobre sexo, se é que isso era possível, um projetinho agora premiado, chamado "F**ks Given". Tudo o que fazemos tem como objetivo iniciar debates sobre sexo, na esperança de combatermos a vergonha e os estigmas associados ao prazer e ajudar todo mundo a ter a melhor vida sexual possível.

Então, por que a masturbação feminina é tão importante a ponto de eu ter escrito um livro inteiro sobre o assunto?

1. Porque é gostoso. Tudo que é gostoso é importante.

2. Porque é uma forma de autocuidado — e não permita que ninguém te diga o contrário. Tirar meia hora, ou uma noite inteira, ou até dez minutos, para desligar a sua mente e valorizar o quanto você é poderosa — que é *você* quem está criando todo aquele prazer — só pode ser algo fantástico. Mais do que isso, é cientificamente comprovado que o hábito faz bem ao cérebro. A masturbação e o orgasmo ajudam na liberação de endorfinas, oxitocina, serotonina e dopamina — os hormônios da felicidade. Resumindo? É algo que aumenta a felicidade e alivia o estresse. É por isso que chamo os textos eróticos neste livro de "meditações sexuais": porque levo a sério o poder da masturbação e quero que todo mundo faça o mesmo.

3. Porque pode ajudar sua vida sexual externa. Digo "externa" pois se masturbar é ter uma vida sexual, na minha opinião. Mas, caso você esteja mantendo relações sexuais com uma ou mais pessoas, a masturbação pode ajudar você a entender o que gostaria que elas fizessem para aumentar suas chances de orgasmo durante o sexo. Sou inflexível sobre esse ponto, devido à quantidade de pesquisas sobre o número de pessoas que chegam ao orgasmo durante o sexo que muitas vezes colocam as mulheres no fim da lista, com a maior diferença de orgasmos existindo entre homens

INTRODUÇÃO   11

e mulheres heterossexuais. Uma pesquisa que encontrei sobre britânicos determinou que 61% dos homens heterossexuais gozam, enquanto entre as mulheres heterossexuais esse número cai para 30%.[2] Em outra pesquisa, feita com universitários estadunidenses, foi observado que 91% dos homens heterossexuais gozam, número que cai para 39% entre as mulheres heterossexuais — uma diferença significativa de 52%. O orgasmo não precisa ser o objetivo sempre que transamos, obviamente, mas, na minha opinião, essas estatísticas são muito injustas. Qual é a solução? Bem, pesquisas mostram que somente cerca de 30% das mulheres conseguem gozar apenas com penetração. O restante de nós precisa de estimulação clitoriana.[3] Considerando que cerca de 30% das mulheres heterossexuais afirmam que gozam frequentemente durante o sexo e que cerca de 30% conseguem gozar apenas com penetração, acho que é fácil concluir que nosso grande amigo clitóris está sendo ignorado em boa parte das vezes. Talvez isso não seja surpreendente se levarmos em conta que os filmes pornôs e as cenas de sexo em filmes e seriados passam a ideia de que a penetração é tudo de que precisamos para alcançar o orgasmo. Eu adoraria se todos nós fizéssemos com que o clitóris fosse o astro não apenas da masturbação e das preliminares, mas também do sexo com penetração. Espero que este livro te ajude a realmente admirar as maravilhas que seu clitóris é capaz de criar, e que então possa contar para a pessoa com quem você se relaciona tudo o que descobriu.[4]

4. Porque pode te deixar mais confiante sobre seu corpo. Se você já se masturba e nunca sentiu isso, não pense que está fazendo algo errado, por favor. O segredo é que precisamos recorrer mais a esse lado dos benefícios da masturbação, e nada em nossa cultura incentiva essa questão. Mas não tema, este livro está aqui

para isso! Vou me esforçar para que as dicas aqui te ajudem a se sentir maravilhosa.

Então o que você encontrará neste livro? Vinte e cinco dicas eletrizantes sobre como aproveitar ao máximo a masturbação e 25 histórias eróticas para estimular sua mente — uma vez que, como talvez você já saiba, é por lá que o tesão começa. Precisamos de algo sensual para nos excitar e pensar enquanto brincamos com nós mesmas. Enquanto algumas mulheres assistem à pornografia (cada vez mais), outras têm seus motivos para não gostar disso, e um deles é o fato de que as atrizes na tela nem sempre têm uma aparência parecida com a sua, ou os parceiros não têm a aparência que elas buscam. Ao ler as meditações sexuais em vez de assistir a filmes pornográficos, você pode usar sua imaginação para garantir que as coisas sejam mais do jeito que você gosta. Descrevi o mínimo possível os personagens — de propósito — para que você os imagine como quiser.

Incluí as dicas porque, em primeiro lugar, acredito que a escola não nos ensina sobre anatomia de forma correta, nos impedindo de compreender boa parte dela; em segundo, para auxiliar você a explorar e ganhar intimidade com o seu corpo, e aprender do que gosta; e em terceiro, para dar uma baiançada na sua rotina e ajudá-la a se beneficiar ao máximo das incríveis possibilidades da masturbação.

Um aviso antes de continuarmos: sou uma mulher cis e passei boa parte da vida me entendendo como heterossexual. Sinto uma atração muito forte por homens, então, apesar de hoje em dia me identificar como bissexual, as histórias neste livro refletem os meus desejos e provavelmente serão mais interessantes para mulheres hétero, bi ou pansexuais. Isso não significa que as histórias contemplem exclusivamente casais de homens e mulheres — até

INTRODUÇÃO 13

porque mesmo que na vida real só tenhamos vontade de nos relacionar com pessoas de outro gênero, com frequência gostamos de fantasiar sobre pessoas do mesmo sexo. Isso é muito comum e bem provocante. Independentemente da minha própria identidade sexual, todo mundo é bem-vindo na festa, então mergulhe nessa comigo e veja o que acha! Você vai notar que algumas das dicas são escritas especificamente para quem tem vulva, então, se tiver outros órgãos genitais, elas podem oferecer uma perspectiva interessante para as possíveis pessoas com quem você vier a se relacionar, ou fatos divertidos que espero que ache reveladores. Também sou uma pessoa sem deficiência; assim, se esse não for o seu caso, espero que tudo neste livro ajude você da mesma forma, mas saiba que talvez seja necessário adaptar algumas das dicas de acordo com as suas necessidades.

Finalmente, antes de passarmos para a parte divertida, quero que você repense a masturbação. Embora esta seja uma palavra e uma atividade maravilhosas, ela não engloba a experiência completa que temos quando aproveitamos o prazer solo. Eu gostaria que você adotasse a expressão "sexo solo". Só de não precisarmos contar com outra pessoa para ter a sensação de intimidade e ainda sentirmos a mágica do próprio toque, esse momento merece mais destaque. Se fazemos sexo solo, então fazemos sexo sozinhas, como mulheres e pessoas independentes — isso é tão merecedor de conversas, entusiasmo e dedicação quanto o sexo com outra pessoa.

Da próxima vez que se masturbar (talvez quando ler a primeira história...), faça um teste: pense no ato como sexo solo — você transando consigo mesma. E, só para registrar, aposto que você é muito melhor nisso e se dá bem mais prazer do que a maioria das pessoas com quem já foi para a cama. Então se valorize.

RECOMENDAÇÕES SOBRE COMO USAR ESTE LIVRO

Se você quiser lê-lo do início ao fim, fique à vontade! Mas a minha recomendação é que comece com a dica principal na página 17 (porque imagino que ela possa ser útil ao longo do livro inteiro) e então escolha um conto erótico com base no tipo de fantasia que mais lhe daria tesão hoje. Para ajudar com isso, você encontrará um resumo no começo de cada conto, para saber o que esperar. Você também pode consultar o fluxograma nas páginas 24 e 25 que vai te ajudar a entender qual a sua preferência sempre que pegar este livro.

Cada conto é precedido por uma dica, e, apesar de poder pular essa parte, acho que a leitura seria interessante — pode estimular ideias surpreendentes! Se você se pegar voltando sempre para as mesmas histórias, escolha uma dica diferente relacionada a outro conto para continuar aumentando a gama de experiências.

Talvez você queira ler a história inteira primeiro e se masturbar depois, ou talvez prefira se masturbar durante a leitura. Independentemente da sua preferência, sugiro que leia tão devagar quanto for possível. Saboreie cada palavra, enrole-a na sua língua, leia em voz alta se quiser. Quando estamos com tesão, podemos sentir a necessidade de acelerar, mas acho que você deveria aproveitar a experiência e se permitir se perder no momento. Porém, o mais importante é fazer o que você gosta!

No fim de cada conto, você encontrará uma ou duas frases em negrito. Esse é o clímax dos personagens. Fiz isso para que, caso prefira que o seu orgasmo coincida com o da história, você possa dar uma olhada para avaliar o quanto vai demorar.

INTRODUÇÃO **15**

Se você tiver uma pessoa fixa com quem se relaciona sexualmente, por que não a convidar para uma leitura ou outra? Talvez possa até pedir que ela leia a dica e siga a recomendação, caso seja relevante, enquanto você relaxa e lê a história em voz alta.

Depois que terminar este livro — ou até mesmo durante a leitura —, *fale* sobre ele. Todas nós precisamos falar mais sobre masturbação feminina com amigos e parentes. Na década de 1970, uma feminista chamada Nancy Friday publicou *Meu jardim secreto*, e outra revolucionária do sexo, Betty Dodson, publicou um volume seminal chamado *Sex for One: The Joy of Self-Loving* [Sexo para um: a alegria de se amar]. Esses livros se tornaram best-sellers e deveriam ter mudado tudo. Cinco décadas depois, as mulheres continuam tendo dificuldade para colocar em palavras aquilo que lhes dá tesão e priorizar a masturbação. Há muitos determinantes culturais para isso, e eles ocupariam um livro inteiro. Prefiro que você se masturbe, então não vamos nos ater a esse assunto, mas a questão é a seguinte: nós temos o poder de mudar tudo isso. Comece a falar! Mas se masturbe primeiro.

OBSERVAÇÕES SOBRE AS SUAS MEDITAÇÕES SEXUAIS

Vou me referir aos nossos órgãos genitais com certas palavras que, na minha opinião, estão entre as mais sensuais do dicionário. A minha preferência para vulva e vagina é BOCETA. Escrevo em letras maiúsculas pelo efeito dramático e por uma questão de eficiência para apresentar a palavra. Ela é sexy, elegante e perfeita. A minha preferência para pênis é PAU — por exemplo, *Agarro o pau dele, duro feito pedra, e...* A palavra pau tem um quê de sedução quando sai da sua boca. Recomendo muitíssimo dizer as duas em voz alta algumas vezes, só por diversão.

Cabe a você decidir por quanto tempo deseja se masturbar — pessoalmente, eu adoro fazer sessões de uma hora de vez em quando! Porém, como pesquisas sugerem que as mulheres dedicam em média cinco a dez minutos a um orgasmo quando se tocam[4] (durante o sexo, leva mais tempo), cada história leva cerca de cinco a dez minutos para ser lida. Você pode ler mais de uma por vez, obviamente.

Todos os personagens nessas histórias deram total consentimento para fazer sexo. Estou dizendo isso para você não sentir necessidade de se preocupar com essas coisas durante a leitura — tratam-se de fantasias, então permita-se mergulhar nelas. Também estou destacando isso para que nos lembremos que consentimento é algo muito importante no sexo — nunca se esqueça de que o *seu* consentimento é essencial.

Algumas das coisas apresentadas podem te dar ideias para praticar na própria vida sexual, mas, por favor, não interprete nada disso como instruções e lembre-se de que certas coisas — como transar em um parque ou contra a parede de um beco, por exemplo — são ilegais.

DICA PRINCIPAL
CONHEÇA SUA ANATOMIA

O dicionário define "masturbação" como:

"Estimulação manual dos órgãos genitais que geralmente leva ao orgasmo."

Sexy, né? Essa definição omite a parte possivelmente mais importante da masturbação: o cérebro. Você pode se tocar pelo tempo que for, mas, se não estiver no clima, é provável que não sinta quase nada. Isso é muito importante, e entrarei em detalhes na página 26, mas, nesta dica "principal", o foco será os órgãos genitais. A masturbação pode ser fantástica mesmo quando não alcançamos o orgasmo (também falarei mais sobre isso depois), porém, se quisermos ter um, ou se apenas quisermos sentir mais prazer, precisamos entender de verdade com o que estamos lidando lá embaixo: onde, o que e por quê.

Para isso, quero que você pegue um espelho, encontre um lugar legal, quentinho e confortável para se sentar, tire a calça e abra as pernas. Mesmo que você já saiba disso tudo — vamos lá, me faça esse favor. Não incluí um diagrama propositalmente, porque quero que seu corpo seja o próprio diagrama. (Mas, se você não puder se sentar na frente de um espelho neste momento, procure um diagrama no Google!)

Olhar para os próprios órgãos genitais pode ser assustador para certas pessoas, e eu entendo. A primeira vez que me olhei, fiquei chocada com o que vi — todas aquelas dobras de pele e pelos pubianos grossos e enrolados. Para mim, era tudo estranho, porque eu nunca tinha visto uma vulva antes! Se você também sente dificuldade, talvez seja interessante acessar sites como o Labia Library [Biblioteca dos lábios] em greatwallofvagina.co.uk — essa obra de arte agora é um recurso on-line, em inglês, com milhares de vulvas. Ela mostra que todas nós somos completamente diferentes e que a aparência da nossa vulva, seja qual for, é normal.

Nós todas somos lindas. Caso você se sinta desconfortável ao ler isso ou não concorde comigo, tudo bem — desvendar o próprio corpo é um processo. Na minha opinião, aprender a amar e aceitar o seu corpo é o caminho para sentir mais alegria e prazer com ele. É difícil deixar que outra pessoa ame você por completo quando você mesma não se ama. Isso é bem mais fácil na teoria do que na prática, porém este livro é o começo! Se ajudar, não importa a forma, o tamanho ou a cor de uma vulva, gosto de pensar nela como uma linda flor que desabrocha ao ser excitada.

Se você não estiver entendendo direito o que quero dizer com vulva, é porque um dos maiores equívocos é achar que a área geral é a vagina. Na verdade, a vagina é apenas o canal interno — a parte exterior é a nossa vulva, que inclui (entre outras coisas) o clitóris, o capuz do clitóris, os grandes lábios e os pequenos lábios, e todos eles são importantes para a masturbação. Pegue aquele espelho para darmos uma olhadinha.

O clitóris (*glans clitoris*, para ser exata) é a protuberância bem no topo da vulva, e costuma ser coberto por um capuz de pele. Esse capuz clitoriano pode ter tamanhos variados, deixando o clitóris mais ou menos exposto. O clitóris em si também pode ter tamanhos variados — pode ser fácil de achar, ou talvez você precise olhar com mais atenção para encontrá-lo.

Com base em pesquisas com outros mamíferos, acredita-se que o clitóris tenha dez mil terminações nervosas sensíveis, enquanto nossos amigos pênis têm apenas quatro mil. Vamos digerir essa informação por um instante. Pelo visto, esse botão para o qual você está olhando tem dez mil terminações nervosas — UAU! Não é de se admirar que a gente sinta tanto prazer quando toca nessa área. Se você ainda não fez um carinho no seu clitóris, por que não tentar agora? Preste atenção nas sensações despertadas. Para algumas pessoas, pode não fazer muita diferença a menos que elas estejam com tesão, mas, para mim, é como se uma pequena esfera de energia pegasse fogo — uma sensação quentinha de cócegas muito gostosa, mesmo quando não estou excitada.

Abaixo do clitóris, temos faixas de pele pendentes que cercam a abertura vaginal — essas faixas de pele são os grandes lábios (*labia majora*), a maior superfície que se dobra ao redor dos pequenos lábios (*labia minora*), que é a segunda camada de pele, diretamente ao redor da abertura vaginal. Os lábios têm tamanhos e formatos diversos, assim como o capuz do clitóris — é normal ser diferente! Você pode ter lábios bem longos ou bem curtos, enquanto alguns são retos, e outros se curvam como pétalas de íris. Todos são únicos e normais. Acaricie-os também. Qual é a sensação? Gostosa, mas talvez não tão intensa quanto a que você sente ao tocar o clitóris?

Agora, volte a olhar para o clitóris. Essa estrutura a qual costumamos chamar de "clitóris" é, na verdade, apenas a parte exposta — o clitóris como um todo é bem maior, com boa parte dele posicionada atrás da vulva, acompanhando os lábios. Imagine que o que você consegue ver é a parte de cima de um osso da sorte, e que as extensões compridas do osso estão escondidas, cada uma atrás de um lado dos lábios. Passe um dedo por esse "osso da sorte" — do clitóris no topo, descendo por um lado, depois pelo outro.

Esse clitóris-osso-da-sorte é o motivo pelo qual sentimos prazer por toda a vulva, então incentivo você a incluir seus lábios durante a masturbação — a sensação causada pelas "pernas" do clitóris é bem menos intensa do que pela cabeça exposta, mas pode agregar à experiência. As partes internas, pelo que sugere a ciência, também são o motivo pelo qual algumas pessoas com vulva conseguem alcançar o orgasmo apenas com penetração.[5] A vagina não possui muitas terminações nervosas, mas, levando em consideração que o clitóris cerca a vagina, no sentido mais abrangente da palavra, a penetração é capaz de estimulá-lo. Também é por esse motivo que muitas de nós *não* alcançam o orgasmo apenas com penetração. Sim, o clitóris está bem perto da vagina, mas isso não significa estar dentro! Se você nunca teve aquilo que chamamos de orgasmo vaginal, vou te dar algumas dicas neste livro para tentar alcançá-lo, mas, se elas não funcionarem, não perca muito tempo se preocupando com o motivo disso; considerando o posicionamento do clitóris em relação à vagina, a maior surpresa mesmo é o fato de 30% das pessoas que têm vagina conseguirem esse feito!

Acredito que a característica mais mágica do clitóris é que ele incha e parece florescer quando estamos excitadas. O sangue corre para essa parte do corpo, que inclui tecido erétil, e então ele aumenta, ficando corado. Parece familiar? Sim, é isso mesmo que você pensou: ele tem um comportamento parecido com o do pênis; pessoas com vulva também têm ereções! Isso acontece porque o pênis é equivalente, ou "homólogo", ao clitóris — os órgãos genitais humanos começam iguaizinhos nos embriões, desenvolvendo-se em clitóris ou pênis dependendo dos hormônios aos quais são expostos, e, como tal, eles têm muitas coisas em comum (o capuz do clitóris, por exemplo, é equivalente ao prepúcio). Pela maneira como o sexo é representado nas telas e em qualquer outro lugar, seria de se esperar que alcançar o orgasmo pela vagina seria o mesmo que alcançar o orgasmo pelo pênis, mas espero ter elucidado por que o equivalente real é, na verdade, o orgasmo clitoriano. E é por isso que, para mim, o estímulo do clitóris não deve se restringir apenas à masturbação ou às preliminares, mas continuar durante o sexo com penetração; além de ser o motivo pelo qual a masturbação te oferecer as ferramentas para ter relações sexuais fantásticas com outra pessoa, se for da sua vontade. Se souber o que faz seu clitóris enlouquecer, como espero que este livro te ajude a descobrir, poderá aplicar essa informação à sua vida sexual externa.

Tudo bem, agora sabemos o que acontece do lado de fora... Mas e por dentro? Abra bem as pernas (sugiro que as dobre para facilitar). Alguns centímetros abaixo do clitóris, entre seu buraquinho do xixi e o ânus, há um orifício mais carnudo que muda de formato se você tensionar seus músculos lá de baixo. Essa é a entrada da vagina. Lá dentro, existe um canal macio e esponjoso que se conecta ao útero pelo cérvix. Assim como a vulva varia de pessoa para pessoa, o mesmo acontece com a vagina: ela pode ter comprimentos e tamanhos diferentes, e isso pode fazer diferença com relação à área em que você sente prazer. É bem difícil visualizar o que acontece lá dentro, porque fica fora do nosso campo de visão. Então lave as mãos e vamos explorar...

Talvez você já tenha ouvido falar do "ponto G" dentro da vagina — alguns biólogos acreditam que ele está conectado ao grande clitóris (apesar de não existirem pesquisas suficientes para comprovar isso), enquanto outros questionam sua existência. Mas não vamos nos ater a isso. Muitas pessoas com vulva (inclusive eu) concordam que existe uma área dentro da vagina que causa uma sensação ótima quando friccionada. A posição dessa área pode variar a depender da pessoa, então não existe uma regra certeira sobre como encontrá-lo (e não se preocupe se você não conseguir; como falei, é por isso que alguns biólogos acreditam que ele não existe!). Recomendo que você teste o terreno e se entenda por conta própria. Use um ou dois dedos limpos (molhados ou lubrificados, se necessário) para explorar. O lugar costuma ficar lá dentro: busque uma protuberância macia, em um formato parecido com uma noz, na frente do canal vaginal, esse costuma ser o lugar. A melhor forma de descrever o movimento para encontrá-lo é inserir seus dedos e movê-los em um gesto de "vem cá". Ele não é tão sensível quanto o clitóris, porém tem mais sensibilidade que seus arredores, e é ali que você precisa estimular para encontrar seu "prazer do ponto G". Alguns brinquedos eróticos são projetados para alcançar essa exata área — se quiser mais informações, consulte a página 108.

Caso você queira continuar explorando, em algum lugar depois do ponto G vai encontrar o cérvix. É a entrada do útero, uma partezinha lisa e arredondada. Você também pode encontrar algumas formas interessantes de estimular o cérvix na página 233.

Espero que isso tenha ajudado você a se sentir um pouco mais conectada à sua anatomia, que tenha começado a pensar sobre aonde tocar durante a masturbação e por que esses pontos causam sensações gostosas. Fique à vontade para continuar se olhando! Talvez seja legal até ler a primeira história na frente do espelho e observar o quanto você desabrocha!

VOCÊ ESTÁ NO CLIMA PARA QUAL FANTASIA HOJE?

Para decidir qual conto é o melhor para você hoje, dê uma olhada no sumário e escolha um pelo título, ou leia o resumo antes de cada história para ter uma noção do tempo de leitura, da personalidade da companhia envolvida no ato sexual ou do tipo de sexo que cada história apresenta. Outra alternativa é consultar o fluxograma a seguir.

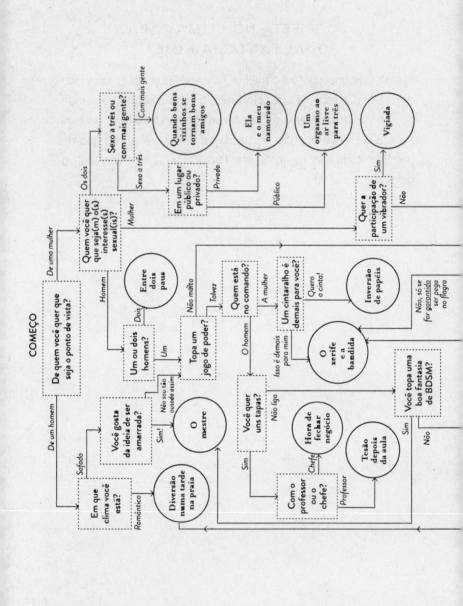

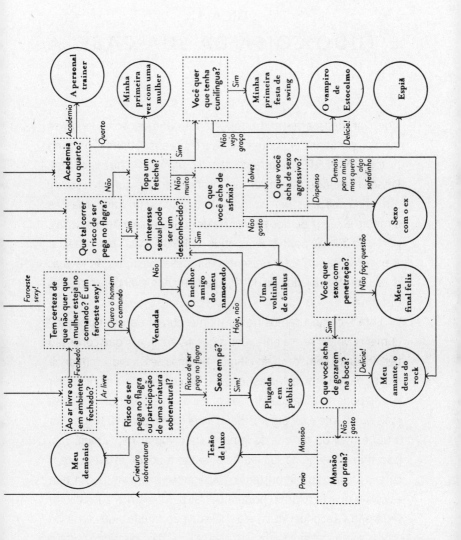

DICA 1
É TUDO COISA DA SUA CABEÇA

Aqui vai uma parte muito importante da equação: quando se trata de sentir prazer, toques físicos e técnicas são apenas parte da história. A MENTE é a ferramenta mais importante que você tem. Pessoalmente, se eu estiver me tocando, ou até durante o sexo, e minha cabeça estiver em outro lugar, não sinto nada. Mas, se a mente é capaz de nos distrair de dez mil terminações nervosas, pense no que ela pode fazer quando CONSEGUIMOS nos conectar a elas. Precisamos estar presentes durante a masturbação — mas presentes de um jeito bem legal, que pode nos levar para fantasias distantes.

Então, como usamos nossa mente durante a masturbação? Primeiro, você precisa entender o que te excita e o que corta seu tesão. Sugiro começar pelo último. Algumas pessoas gostam de se masturbar quando estão estressadas ou precisam ir a algum lugar — isso pode deixar a ocasião mais emocionante. Para outras, a coisa mais brochante é ter alguma pendência (como precisar responder a um e-mail ou ter que se lembrar de comprar papel higiênico) piscando em neon na sua mente o tempo todo, ou estarem preocupadas com algo importante. Não ignore isso. Não pense que as coisas que te excitam podem passar por cima das que cortam seu tesão — acender uma vela cheirosa não significa que você vai esquecer o papel higiênico. É preciso se livrar das coisas que cortam o tesão e incluir as que te excitam para ter a melhor experiência durante a masturbação. Então, se estiver estressada ou preocupada com algo e sentir que isso atrapalha seu prazer, sugiro que resolva essas questões primeiro. Quando se tratam de bobagens, se não consigo resolvê-las rápido, o que me ajuda é escrever uma lista de tarefas para tirar a informação da minha cabeça.

Talvez coisas ao seu redor sejam brochantes — muita bagunça, um ambiente impessoal, cheiro de lixo ou de um sabão em pó que você não gosta... Entenda o que está te incomodando e livre-se disso. Inclusive, essa dica não vale apenas para sexo solo — ela vai ajudar na sua vida sexual externa também!

Depois de se certificar de que não há nada cortando seu tesão, é hora de passar para as coisas que te excitam. Primeiro, pense naquilo que te faz sentir bem consigo mesma. Pode ser lavar o cabelo, usar perfume ou colocar um pijama limpo. Pode ser fazer muito exercício físico ou passar uma noite no sofá com chocolate e sorvete. Use o que te deixa satisfeita. E pense em *onde* você gostaria de fazer. A cama pode ser excitante, lógico, assim como os azulejos do banheiro ou a mesa da cozinha.

E então, óbvio, é preciso entender se existe alguma situação ou fantasia que te dá tesão. É fazer sexo com um ex ou ser amarrada na cama? Não existem respostas certas ou erradas, porque as suas fantasias são apenas suas! Há certos clichês que funcionam para a maioria de nós, e me baseei neles para criar as meditações sexuais deste livro. A ideia é que sirvam de inspiração e excitem sua mente, para que você sinta o maior prazer mental e físico possível. Haverá, contudo, fantasias que parecerão exclusivas. Se precisar de um pouco de ajuda para identificar as suas, incluí algumas páginas no fim do livro que podem te ajudar a criar as próprias fantasias sexuais.

Às vezes, podemos ficar envergonhadas ou constrangidas pelas coisas que nos dão tesão. Não acho isso surpreendente, levando em conta que, por milhares de anos, as mulheres pareciam ter apenas duas opções: ser uma Madonna (tipo a virgem, não a lenda do pop) ou uma puta (para a mentalidade patriarcal, não havia nada pior do que isso). Quando o assunto era sexualidade, não havia meio-termo. Esse tipo de ideia realmente se perpetuou. Ou você é a Sandy no começo de *Grease: Nos tempos da brilhantina* — frígida e pura em seus vestidos longos —, ou a Sandy no fim de *Grease* — sexualizada e safada, vestindo uma roupa apertada de couro preto. Isso está mudando agora, mas demora muito tempo para passar por cima de milênios de história que fizeram as mulheres acreditarem que ser sexual é a mesma coisa que ser piranha → e ser piranha é ruim → mas você precisa dar para não ser uma chata → mas ser sexual é a mesma coisa que ser piranha, e por aí vai. Além disso, com certeza a forma como eu fui educada, por exemplo, não ajudou a normalizar ou valorizar pensamentos mais safados, em relação a pessoas de qualquer gênero, nem abriu as portas para que eu entendesse que é normal ter desejos deliciosamente sombrios.

Então estou aqui para dizer: você pode ser a Sandy no começo e no final de *Grease* — ou nenhuma das duas! O seu desejo sexual é tão único quanto a sua vulva. E mais: qualquer coisa que te excitar é normal, mesmo que você acredite ser fora do "comum". E só para registrar: é muito humano explorar no erotismo o oposto do que queremos no cotidiano de nossa vida. É por isso que alguns CEOs adoram ser dominados, e que algumas feministas de luta ferrenha contra o patriarcado gostam de ser amarradas. É. Completamente. Normal.

Caso você se sinta desconfortável com os seus pensamentos, sugiro que escute nossas conversas no podcast "F**ks Given", em inglês, para ouvir todas essas coisas sendo normalizadas.

Muito bem! Já nos livramos das coisas brochantes e acrescentamos as que nos excitam? Hora de ler uma história.

TESÃO DEPOIS DA AULA

TEMPO DE LEITURA
< 7 minutos

A COMPANHIA É
Boa e má

LISTA DE SAFADEZAS
☑ Masturbação
☑ Estímulo do clitóris/dedadas
☐ Cunilíngua
☑ Boquete
☐ Estímulo dos mamilos
☑ Penetração vaginal
☐ Estímulo anal/da bunda
☑ Tapas
☐ Brinquedos eróticos
☐ Asfixia
☐ BDSM

No banheiro da faculdade, olho no espelho enquanto prendo meu cabelo em um rabo de cavalo apertado, me sentindo nervosa, mas determinada. Estou prestes a encontrar o meu professor para a última avaliação individual do ano, e o meu coração está acelerado pela perspectiva de ficar a sós com ele.

Passei o ano todo observando a maneira com que seus músculos pressionam a manga da camisa quando ele levanta o braço para alcançar os cantos superiores do quadro. Como o cabelo na sua nuca fica úmido de suor depois de ele vir pedalando para o *campus*, e o modo que ele esfrega lentamente o indicador e o dedão enquanto algum aluno faz uma pergunta.

E o interesse não é só da minha parte. Meu professor me convida para todas as palestras que dá — ele faz parecer profissional, como se eu fosse aprender algo lá, só que não convida mais ninguém além de mim. A forma como ele me olha é diferente de como olha para todos os outros alunos, como se estivesse tirando um raio X do meu corpo, e ele sabe que a maneira como meu olhar gruda nele enquanto o escuto falar não é só uma questão de respeito, mas algo além. Ele costuma me encarar por mais tempo do que é aceitável, antes de se virar para o outro lado, sabendo que aquilo não é permitido.

Alguns alunos já estão de férias, então o corredor está menos agitado do que o normal. Os meus passos determinados ecoam pelo andar, e algumas pessoas se viram para me olhar. Chego à porta com o nome dele gravado em letras pretas na janela de vidro fumê, o que dá ao interior da sala um ar de mistério. Meu coração palpita tão alto quanto minhas batidas na porta. Eu me inclino para a frente e giro a maçaneta.

Quando me vê, ele abre um sorriso receptivo, indicando a cadeira do outro lado da sua mesa. Deixo os meus olhos o percorrerem enquanto me aproximo, querendo memorizar tudo sobre ele para os próximos meses. Dou uma olhada em sua camisa: tem um botão a mais aberto. Talvez por causa do calor, ou talvez seja para mim. Quero enfiar a mão por dentro do tecido engomado e esfregar o peito dele.

Sento e cruzo as pernas. Isso faz a minha saia subir um pouco. Por um breve segundo, vejo ele fitar minha coxa exposta. Ele parece agitado ao mexer na papelada em cima da mesa, procurando a minha avaliação.

Pergunto como ele está, como foi o seu dia. Ele responde que foi cansativo, mas que sou o último compromisso de hoje. Minha boceta pisca. A oportunidade perfeita. É agora ou nunca.

Ele fala sobre os meus trabalhos, elogia meu desempenho e comportamento. Digo que é tudo mérito dele, que adorei as aulas e que aprendi muito. Ele parece envergonhado, mas satisfeito, e muda de assunto, falando sobre os pontos em que melhorei e as questões em que preciso focar para o ano que vem.

— Faz sentido para você? — pergunta ele.

— Acho que, talvez... — Engulo em seco. Meu coração parece me dominar por inteiro. — Acho que, talvez, eu tenha que melhorar minha concentração nas aulas.

Ele me encara. A adrenalina desce da minha garganta para a minha calcinha.

— Ah, é?

— Às vezes... — digo, tentando manter a coragem, nosso olhar ainda focado um no outro — ... às vezes eu me distraio.

Descruzo as pernas e as cruzo novamente. O olhar dele vaga pelo espaço entre elas. Ele tenta ser rápido, mas não é rápido o suficiente. O clima na sala muda, e uma tensão toma conta de nós dois. A pulsação na minha boceta acelera. Quase dá para ver a mente dele calculando o que é certo ou errado.

E então ele desvia o olhar.

— Dá para ver que isso não te prejudicou — diz ele. — Você teve um ótimo ano.

Ele começa a falar com empolgação sobre o que planejou para as férias e guarda o notebook em uma bolsa. Estou abalada e confusa, desejando que ele diminua o ritmo.

— Professor...

Ele pendura a bolsa no ombro e se afasta de mim, indo até a porta.

— Boas férias. Pode bater a porta quando sair.

Olho boquiaberta para a porta depois que ele vai embora. Eu o assustei! Acho que vou gritar de frustração. A minha boceta queima de desejo, querendo muito ser tocada. Olho para o escritório desordenado ao meu redor — para os cadernos em cima da mesa, o porta-canetas, os livros nas prateleiras —, e então me deparo com um suéter pendurado nas costas da cadeira. Se isso é o mais próximo que consigo chegar...

Levanto, rebolo para descer a calcinha descer e a tiro. Vou até a cadeira dele, pego o suéter e sinto o cheiro de amaciante e loção pós-barba. Sento na cadeira dele, abro as pernas e me toco com a mão que não está segurando o suéter. Minha boceta está toda molhada e inchada, só de eu ter estado na presença dele. O prazer e o alívio tomam conta de mim ao meu toque. Fecho os olhos e jogo a cabeça para trás.

A porta abre. Olho para cima. Lá está ele, o meu professor. Não sei o que fazer. Fico paralisada.

— Esqueci uma coisa... — tenta explicar ele, mas sua voz falha.

Ele olha para mim, para minhas pernas abertas, para minha boceta molhada, gulosa.

É TUDO COISA DA SUA CABEÇA

Ele entra e fecha a porta. Isso significa...

Ele tranca a porta. Tento me lembrar de respirar enquanto ele se aproxima de mim aos poucos e para bem na minha frente. Meus olhos estão na mesma altura que a ereção pressionada contra sua calça social. Passei o ano inteiro fantasiando com esse momento: descobrir o que há por baixo daquela roupa bem-passada.

— Professor... — Ergo o olhar. Ele me encara do alto, seu maxilar rígido, com um olhar de puro tesão. — Posso?

Ele assente. Levo as mãos ao seu cinto e o abro devagar, o couro roçando contra minha pele com uma aspereza satisfatória, me deixando toda arrepiada. O fecho abre com facilidade, e a calça cai no chão. Seguro sua cueca boxer e a puxo para baixo. O pau dele ganha vida ao ser libertado. Ele me observa analisando tudo, pulsando de expectativa. Eu o beijo com delicadeza, provocando a cabeça do pau com minha língua antes de levá-lo à boca. Consigo senti-lo ficar ainda mais duro conforme me mexo. Olho para cima enquanto o chupo, encontrando seu olhar. Ele leva uma das mãos à minha cabeça e pressiona os dedos ao redor do meu rabo de cavalo, me puxando em sua direção. Minha boca está molhada, cheia do gosto dele.

Ele me gira e me empurra contra a mesa, minha bunda exposta se arqueando na sua direção. Um tapa ecoa pela sala quando sua mão acerta minha pele. Sinto um leve ardor e os olhos dele me observando. Ele passa os dedos pela minha boceta molhada, indo até o meu clitóris. Fico ofegante ao sentir o contato da sua mão pela primeira vez. Ele enfia dois dedos em mim, e choques elétricos atravessam o meu corpo, se irradiando enquanto eles se movem lá dentro. Sua outra mão acaricia minhas nádegas, me provocando antes de outro tapa ecoar pela sala. A dor me atravessa e aumenta o prazer que os dedos dele causam. Solto um gemido enquanto ele me penetra mais fundo e me bate com mais força.

Ele tira os dedos e pressiona o pau duro contra minha bunda. Parece imenso. As minhas mãos agarram a mesa de madeira enquanto ele se enterra dentro de mim. Fico tonta quando ele volta a tocar o meu clitóris e começa a fazer movimentos circulares com a mão ao mesmo tempo que me penetra.

— Porra! — exclamo, com o estímulo duplo fazendo eu me aproximar do clímax.

Ele me pressiona contra a mesa enquanto mete, me comendo e me masturbando cada vez com mais vontade. O meu rosto está pressionado contra a superfície de madeira, entre os papéis, com saliva manchando a tinta, mas só consigo pensar no meu orgasmo iminente.

— Professor, vou gozar!

Eu suspiro, ofegante, e, com uma última estocada funda dentro de mim, minha boceta se contrai ao redor dele.

Ele geme ao me sentir gozar. Tirando a mão do meu clitóris, puxa meu rabo de cavalo, acelerando para chegar ao próprio clímax. Eu o sinto pulsar dentro de mim e me preencher, seu gozo quente lá dentro, escorrendo pela minha perna.

Ele desaba em cima de mim, pesado, o cheiro do sabão em pó nas suas roupas ocupando as minhas narinas. Sua respiração faz cócegas no meu pescoço enquanto ele beija a minha pele com carinho. Depois de um ano inteiro, não acredito que finalmente consegui o que queria. Dei para o meu professor.

DICA 2
PONTOS TÁTEIS

Às vezes, pode parecer um pouco assustador estar na companhia do próprio corpo, deitar-se na cama sem distrações, apenas com seus pensamentos e dedos. MAS é superando esse incômodo e encarando a si mesma como uma empolgante página em branco que você vai conhecer seu corpo de formas que nem imagina!

Tocar-se em todo e qualquer lugar em nome da pesquisa também tem outra vantagem. Você já esteve em uma situação em que seu parceiro sexual perguntou do que você gosta, e você ficou olhando para ele sem saber o que dizer? Isso já aconteceu comigo e com todas as outras pessoas também. É difícil saber do que se gosta sem fazer uma investigação preliminar. Ter certeza do que te satisfaz sozinha é um passo enorme para conseguir comunicar suas preferências para as pessoas com quem você se relaciona. Chega de deixar os outros descobrirem tudo por você!

A seguir estão os pontos que recomendo explorar na próxima vez que for se masturbar. Deixei dicas específicas neste livro sobre como interagir com a maioria deles e incluí em quais páginas elas estão, para o caso de você já querer dar uma conferida. Recomendo que explore devagar e por conta própria, passando por todas as áreas com que se sente confortável e prestando atenção nas sensações que surgem. Cada uma de nós tem preferências específicas, então você aprenderá tanto consigo mesma quanto com este livro.

- Clitóris e lábios. (Algumas pessoas têm uma sensibilidade muito alta e talvez precisem evitar contato direto com o clitóris — veja as dicas na página 80 —, enquanto outras podem ir direto para lá e estimular o quanto quiserem — veja essas dicas na página 90.)

- Vagina. (Estímulos internos não funcionam para todo mundo, mas podem ser fantásticos! Veja algumas ideias na página 126.)

- Ânus. (Diferentemente das pessoas com pênis, nós não temos próstata, então não sentimos tanto prazer na passagem anal quanto elas. Dito isso, estímulos na área também podem ser prazerosos para quem tem vulva, agregando muito à experiência geral. Mais informações podem ser encontradas na página 165.)

- Mamilos. (Áreas maravilhosamente sensíveis! Consulte a página 137.)

- Outras zonas erógenas do corpo, apesar de não estarem diretamente conectadas ao prazer sexual, criam sensações adicionais maravilhosas durante o sexo solo ou com outra pessoa. Elas incluem:
  - axilas;
  - parte interna das coxas;
  - pés;
  - orelhas;
  - pescoço.

Em resumo, o corpo inteiro pode ser usado para o prazer, dependendo de como é tocado! Quando se trata de sentir prazer, você só precisa manter a mente aberta.

A PERSONAL TRAINER

TEMPO DE LEITURA
< 7 minutos

A COMPANHIA É
Animada e positiva

LISTA DE SAFADEZAS
☐ Masturbação
☑ Estímulo do clitóris/dedadas
☑ Cunilíngua
☐ Boquete
☑ Estímulo dos mamilos
☐ Penetração vaginal
☐ Estímulo anal/da bunda
☐ Tapas
☐ Brinquedos eróticos
☐ Asfixia
☐ BDSM

A única coisa que consegue me tirar da cama nos fins de semana é saber que vou ver minha personal trainer. Nunca gostei muito de me exercitar, mas ela me faz querer voltar toda semana.

Ela me encontra saindo do vestiário e diz que está pronta para me castigar. Eu lanço um olhar sofrido para ela.

— Não me machuca — peço.

— Ah, sabe que eu gosto quando você faz cara feia — diz ela com um sorriso branco, reluzente. — Só vou pegar mais pesado.

Ela pisca para mim e vamos até o primeiro equipamento. Começamos na esteira para o aquecimento. Gotas de suor se formam na minha testa, e minhas bochechas esquentam. Elle para ao meu lado, acelerando a velocidade — sempre que ela aumenta a dificuldade, lança uma piscadela para mim. Ela fala sobre o que fez no dia e os planos para a noite, mas não presto atenção. Fico observando seus lábios se mexerem. Eles são tão macios e hidratados, me hipnotizando a cada palavra. Tenho um vislumbre cor-de-rosa da sua língua, e minha mente começa a divagar. Sinto o coração acelerar, batendo um pouco mais rápido do que o normal... Deve ser a corrida.

Vamos para a área dos pesos, com os frequentadores de sempre grunhindo e olhando os próprios reflexos no espelho. A maioria são homens se exibindo, que provavelmente sentem mais tesão neles mesmos do que em qualquer outra pessoa ao redor. Nem presto atenção neles quando estou aqui; somos apenas eu e ela. Elle pega alguns pesos e começa a demonstrar os movimentos que vou fazer em três séries. Os olhos dela encontram os meus quando estou acidentalmente encarando a sua bunda perfeita. Sinto o rosto corar e pego os pesos para começar o exercício. Ela não tira os olhos de mim, prestando atenção na minha postura. A emoção de saber que ela está me observando me dá calor em partes que eu não esperaria sentir durante um treino.

Depois de inúmeros músculos exercitados e do meu corpo inteiro estar úmido de suor, pegamos os tapetes para o último exercício do dia: abdominais, seguidos de alongamento. Meus favoritos — não por causa da série, mas porque fico ainda mais perto dela.

— Garota, você foi muito bem hoje — diz ela. — Esta é a última.

O meu coração sempre fica acelerado quando ela me elogia, porque é tão bom saber que ela acha que fiz um bom trabalho.

Elle me orienta a deitar no tapete e para bem acima de mim, me instruindo a dar um soco cruzado na sua mão a cada abdominal. Sinto o sangue subir para minhas bochechas quando estamos naquela posição. Ela me fitando de cima com seu sorriso enorme, me esperando alcançá-la. Há alguma coisa estranhamente sexual no poder que ela tem sobre mim neste momento. Tenho certeza de que ela percebe os olhares de desejo que lanço para seus lábios entreabertos e sua pele brilhante, iluminada. Ela abre um baita sorriso sempre que toco suas mãos.

Quando acabamos, nos sentamos no tapete para o alongamento. Ela me puxa para alongar algumas partes tensionadas, o seu toque parecendo magnético por toda a minha roupa de ginástica. De repente, estamos quase imóveis e muito próximas. Escuto sua respiração baixa e devagar, o meu coração batendo, a minha pulsação latejando. Nossos olhares se encontram e se demoram, o calor da minha pele irradiando de mim. Ela me encara com um ar sagaz. Nós duas estamos sentindo algo novo. A mão dela está segurando a minha coxa, puxando a minha perna em um movimento que alonga o quadril. De repente, parece que os dedos dela tentam transmitir uma mensagem para a minha pele. "Você quer?" E os meus olhos dizem "sim", prontos para serem dominados por suas mãos. Sondando o terreno, ela lentamente sobe a mão pela parte interna da minha coxa, sem afastar o olhar do meu, me questionando em silêncio. Eu só quero agarrar a nuca dela e puxar essa mulher para um beijo. Mas estamos na academia, cercadas por homens grunhindo e moças no simulador de escada.

— Vou tomar um banho — digo, torcendo para ela entender que é um convite.

Ela olha no fundo dos meus olhos.

— Acho que também preciso de um — diz ela, e então se afasta.

Fico triste pelo momento ter acabado, mas, assim que ela levanta, se inclina para pegar a minha mão. Um gesto para me ajudar a levantar, mas também algo bem diferente.

Espero no chuveiro, nervosíssima. Será que interpretei mal as coisas? Foi loucura achar que ela me encontraria aqui? A água bate com força nos meus ombros, o calor fazendo meus músculos doloridos formigarem. Sinto ela escorrer pelo meu corpo nu, contando os segundos até se tornarem minutos aflitos.

Então a porta se abre atrás de mim, e se fecha com a mesma rapidez. Olho para baixo e vejo meus pés, com unhas perfeitamente pintadas. Duas mãos cercam minha barriga, e prendo o fôlego. Elas começam a se mover, acariciando lentamente a minha barriga e lombar. A boca dela se demora na minha nuca, seu hálito fazendo cócegas e provocando faíscas pelo meu corpo. Suas mãos passeiam, percorrendo meus seios, parando para brincar com meus mamilos. Mordo o lábio quando ela começa a beijar meu pescoço e meus ombros.

Minha respiração é longa e lenta, aprofundando meu prazer. Uma das mãos dela desce pela minha barriga, seguindo os pelos pubianos, me fazendo pegar fogo. Ela mexe os dedos com delicadeza no meu clitóris, e solto um gemido baixo de prazer. Com a outra mão, ela cobre a minha boca, me fazendo ficar quieta. Minha boceta lateja sob seu toque. Os dedos dela se movem, dão voltas, descem e, de repente, dois deslizam para dentro de mim e começam a pulsar ritmicamente contra meus músculos tensionados, o prazer se espalhando por todo o meu interior conforme ela vai mais fundo. Solto um gemido abafado sob a mão que ainda cobre minha boca. Ela brinca comigo com uma habilidade que eu não esperava; sabe exatamente como mexer os dedos e onde me pressionar lá dentro.

O chuveiro continua jorrando água na gente, nos ensopando e fazendo o corpo quente e firme dela deslizar contra o meu. Tão gostoso. A minha respiração acelera.

Eu me viro para ela, que me lança um olhar voraz, suas mãos ainda coladas ao meu corpo. Chego mais perto para finalmente lhe dar um beijo. Ficamos encaixadas em um abraço forte. A minha língua encontra a dela, e estamos entrelaçadas em uma confusão deliciosa de saliva e água. As minhas mãos percorrem o corpo dela, sentindo a maciez escorregadia da sua pele. O meu coração está disparado. Estou nervosa, empolgada e com tesão pra caralho. Estico a mão para sentir a boceta dela, roçando seus pelos, encontrando o clitóris e descendo para aquela parte quente e macia. Ela está molhada de tanto desejo.

Ela me encosta na parede de trás do cubículo e me beija com avidez, passando da minha boca para meu pescoço. Suas mãos continuam na minha boceta, circulando e me provocando. A boca dela desce para os meus peitos, chupando um mamilo de leve. Então desce pela minha barriga, beijando cada centímetro de mim, e se ajoelha na minha frente.

— Você é linda — diz ela, olhando para a minha boceta e depois em meus olhos.

Antes de eu conseguir dizer qualquer coisa, perco o fôlego quando ela beija meu clitóris e começa a me acariciar com a língua. É como se houvesse mil fogos de artifício estourando na minha boceta, pulsando por todo o meu corpo, da ponta dos meus pés até as minhas mãos. Pressiono mais sua cabeça contra mim. Sua mão acaricia a parte interna das minhas coxas, beliscando minha pele. Então ela enfia os dedos dentro de mim. Sinto que meu corpo poderia desabar no chão, meus joelhos cedendo com o prazer, mas ela me segura com a outra mão, me pressionando contra a parede.

Abafo os meus gemidos mordendo o lábio, tentando ficar quieta para ninguém nos escutar. Ninguém pode saber o que está acontecendo nesse banheiro.

Ela enfia os dedos ainda mais fundo, ritmicamente estimulando meu ponto G, sua boca chupando meu clitóris. Estou em êxtase. A minha respiração acelera, e me sinto tensionar, apertando os seus dedos dentro de mim. Ela continua enquanto solto um último suspiro e chego ao orgasmo. **Meus músculos se contraem em espasmos, e me entrego por completo.** Sinto sua língua uma última vez, e ela tira os dedos de mim.

Ela levanta e me beija. Sua respiração é gentil e se mistura à minha. Ficamos paradas ali, ofegantes, entrelaçando nosso corpo em um abraço. Tudo que consigo ouvir é a nossa respiração acelerada voltando ao normal, a água batendo na nossa pele e nos azulejos.

Ela se afasta de mim e me lança uma piscadela.

— Até o próximo treino.

Então sai do cubículo e eu fico ali, sorrindo, com um latejar entre as minhas pernas.

DICA 3
O PRAZER É O
EVENTO PRINCIPAL,
O ORGASMO VEM DEPOIS

Apesar de estarmos aqui para sentir e encontrar mais prazer, vou fazer uma declaração controversa.

Ter um orgasmo não é o objetivo

É comum termos dificuldade de chegar ao orgasmo ou ao clímax durante qualquer interação sexual, não importa se solo ou com outra pessoa. A maior culpada disso é a nossa mente. E, apesar de você poder se livrar das coisas brochantes e acrescentar o que te excita (veja mais sobre isso na página 26), a pressão que nos colocamos para alcançar o clímax pode acabar com tudo. A melhor coisa a fazer é tirar a ênfase disso desde o princípio. Um orgasmo não é uma conquista — é apenas um acréscimo incrível a uma experiência maravilhosa. Se você focar unicamente o orgasmo, acaba se distraindo do prazer que acontece antes dele. Há tanto prazer na jornada até o orgasmo quanto no orgasmo em si! Então vamos dar um passo para trás e focar a exploração e o processo de desenvolvimento do prazer, e, se chegarmos ao orgasmo no fim da brincadeira, será ótimo, mas esse não terá sido o objetivo. (A melhor parte é que, sem essa pressão, é bem mais fácil você ter um orgasmo durante seu sexo solo.)

Enquanto estiver se masturbando com a próxima história, por que não abandonar a ideia de clímax e simplesmente aproveitar as sensações causadas pelo seu toque?

OBSERVAÇÃO: *Caso tenha dificuldade de sentir qualquer prazer, consulte o seu médico ou um terapeuta especializado em sexo e relacionamentos, por favor. Pode existir uma série de motivos para você não sentir essas coisas, incluindo efeitos colaterais de certos medicamentos ou traumas antigos. O mais importante é você reconhecer que merece prazer e sempre buscar ajuda profissional.*

O MELHOR AMIGO
DO MEU NAMORADO

TEMPO DE LEITURA
< 7 minutos

A COMPANHIA É
Misteriosa

LISTA DE SAFADEZAS
- ☑ Masturbação
- ☑ Estímulo do clitóris/dedadas
- ☐ Cunilíngua
- ☑ Boquete
- ☐ Estímulo dos mamilos
- ☑ Penetração vaginal
- ☐ Estímulo anal/da bunda
- ☐ Tapas
- ☐ Brinquedos eróticos
- ☐ Asfixia
- ☐ BDSM

Viro e sinto o sol queimar as minhas costas. O cheiro de protetor solar e cloro faz meu nariz coçar. Nossos olhares se cruzam e percebo que o dele percorre o meu corpo no biquíni laranja enquanto me mexo. Meu namorado dorme tranquilamente ao meu lado, com um livro apoiado no rosto. Dá para perceber que ele está ficando queimado com o sol italiano. Sento para procurar o protetor, enquanto aprecio a vista da casa. Estamos entre colinas verdejantes, com videiras e ciprestes altos e elegantes se espalhando pela paisagem até perder de vista. O restante dos nossos amigos está na beira da piscina, bebericando um vinho local e dando risada.

Com delicadeza, coloco o frasco de filtro solar na mão do meu namorado. Quando ele acorda, aponto para sua pele avermelhada. Ele revira os olhos para mim, detestando ser tratado feito criança, mas espalha o creme pelo corpo. Meus olhos se demoram em seu peito, nos tufos de pelo se misturando ao protetor.

Quando volto a me deitar, olho para ver se David, o melhor amigo do meu namorado, continua me encarando. Ele fez isso durante toda a viagem. Mas agora está deitado de barriga para baixo na sombra, o rosto virado para o outro lado. Sei que é errado, mas fico decepcionada. A atenção dele faz eu me sentir bem. Meu olhar vai de seu cabelo, molhado da piscina, para a curva das suas costas, e então desce para a sua bunda. Nunca prestei muita atenção nela antes. É arrebitada, escondida dentro do short de tecido azul-marinho que teria um toque sedoso se eu passasse a mão...

Fecho os olhos no mesmo instante para bloquear a visão. Pensar nisso piora tudo.

Um pôr do sol lindo toma conta do céu quando todo mundo sai para o pátio, onde uma mesa de jantar foi arrumada com velas de diferentes alturas e tamanhos. Um pisca-pisca brilhante está pendurado nas videiras que cobrem os arcos das paredes de pedra que nos cerca. É um dos cenários mais românticos que já vi. Radiante, olho para o meu namorado — ele está puxando uma cadeira para si, sem notar ou valorizar o esforço dos nossos anfitriões. Chamo seu nome, torcendo para ele reparar em mim — vestida para matar, pele umedecida e viçosa do hidratante, perfume exalando do meu pescoço e dos meus pulsos — e entrar no clima do momento. Mas ele não me escuta, ou — pior — me ignora. Sinto um aperto no coração se aperta quando ele escolhe uma cadeira distante, puxando conversa com um amigo. Alguém passa rente a mim, o tecido da camisa de linho fazendo cócegas na minha pele. Olho para cima e vejo que é David. Ele puxa a cadeira ao meu lado, mas antes de se sentar, para e me observa, notando meus olhos marejados pelo pequeno momento de tristeza causado pelo meu namorado.

— Você está linda — elogia ele.

Suas palavras parecem mergulhar na minha boca; elas descem pela minha garganta e acertam em cheio minha boceta, fazendo-a vibrar. Cruzo as pernas, tentando afastar a sensação.

Durante todo o jantar, a presença de David ao meu lado parece pesada, óbvia. Percebo cada gesto que ele faz, os movimentos discretos de sua perna debaixo da mesa. De vez em quando, por me sentir na obrigação, olho para o meu namorado, que está suando, o calor da queimadura cor-de-rosa em seu peito irradiando pela gola da camisa. Ele parece desconfortável.

Depois da sobremesa, alguns vão dormir, deixando a mesa cada vez mais vazia. Meu namorado, pela primeira vez na noite, vem até mim e avisa que vai para o quarto.

— Você vem? — pergunta ele.

Assim que abro a boca para responder, sinto a mão de David na minha coxa. Seu toque causa um arrepio na minha pele, subindo pela perna. Abaixo o olhar para o meu prato vazio, meu coração está disparado. O que está acontecendo, e por que quero descobrir?

— Acho que vou ficar mais um pouquinho e tomar mais uma taça — me escuto dizer.

Meu namorado dá um tapinha no meu ombro, acena para David e vai embora.

— Boa noite, então — solta uma voz ao meu lado.

Eu me viro. David está afastando a cadeira da mesa. Como assim? Ele está indo embora?

— Você... já vai? — questiono.

Mais tarde, eu me questionaria se ele usou esse momento como um teste para nós dois, para descobrir o que eu queria.

— Vou — responde ele. — Boa noite.

— Então tá — digo, concisa. — Tchau.

Olho para o outro lado e apoio os cotovelos na mesa iluminada pelas velas, quase como uma criança fazendo birra.

— Quero te comer gostoso.

Viro a cabeça. Ele já está se afastando. Ele disse mesmo aquilo? Ou foi a minha imaginação?

Vou para a cama, mas não consigo dormir. Eu sei o que quero nesse momento. Quero morder a bunda de David como se fosse uma maçã. A culpa faz com que eu me sinta suja. Mas me sentir suja também me dá tesão.

Saio da cama e desço para o pátio da piscina com vista para as colinas. Uma lua prateada brilha no céu enquanto me deito em uma das espreguiçadeiras, abaixo o short do pijama e enfio um dedo na abertura da minha boceta. O toque é muito bem recebido — ela passou o dia inteiro latejando. A abertura já

O PRAZER É O EVENTO PRINCIPAL, O ORGASMO VEM DEPOIS   49

está molhada, e levo a lubrificação para meu clitóris. Continuo fazendo isso, me estimulando, com os olhos fechados, até que...

Sinto a respiração de alguém contra minha boca. Abro os olhos. É ele. David está ali, seu rosto a dois centímetros do meu. A adrenalina toma conta de mim. Nós nos olhamos, esperando para ver se um dos dois vai interromper aquilo, mas, em vez disso, nos damos permissão para continuar: ele se inclina para a frente, levando os lábios aos meus. Eu o beijo de volta, agarro sua nuca e deslizo minha língua para dentro de sua boca molhada.

Ele passa a mão por baixo do top do meu pijama e a desliza até o fim da minha barriga exposta, as cócegas fazendo minha boceta pulsar. Então ele desce mais, a mão e enfia um dedo lá dentro. Solto um gemido. Ele cobre minha boca com a outra mão. Seu dedo esfrega meu ponto G, me provocando e explorando tudo ali, como se o seu maior interesse fosse me sentir. Deixo o meu corpo relaxar, sem tentar chegar ao clímax, para aproveitar pelo máximo de tempo possível a sensação de ser tocada por ele. Dou uma lambida na sua mão e ele me dá seu dedão para chupar, e adoro como me sinto completa neste momento.

— Levanta — digo.

David gosta de receber ordens minhas. Parando ao meu lado enquanto me sento na espreguiçadeira, ele se vira para mim. Puxo com vontade seu short, que cai no chão. O pênis dele salta para fora, me cumprimentando, só que eu quero a bunda primeiro. Levo as mãos ao seu quadril e o viro de costas. Ainda sentada na espreguiçadeira, passo as mãos por suas curvas. Eu a aperto. Passo a língua por elas e dou uma mordida leve na pele. Não acredito que meu desejo se realizou.

Eu o viro de novo. Envolvo o pau dele com a minha língua molhada. Seguro sua bunda e o puxo na minha direção, para colocá-lo por completo na minha boca. Do mesmo jeito que ele me tocou, não sigo um ritmo, mas o instinto. Percebo como me sinto poderosa, como me acho incrível por conseguir enfiá-lo por inteiro na minha boca, que está molhada. A pele do pau dele é macia, levemente salgada, e ele reage quando chupo a cabeça e depois passo a língua de um lado para o outro, para cima e para baixo.

Ele está passando as mãos pelo meu cabelo, descendo pelo pescoço, oscilando de prazer. Com um gemido baixo, ele tira o pau da minha boca e me espera dizer o que vai acontecer. Levanto e digo para ele se deitar. Subo em cima dele, mas de costas. Seguro seu pau, circulo-o na entrada da minha boceta para deixá-lo molhado e sento nele. A primeira vez que ele mete é como uma explosão para nós dois. O ângulo do pau dele no meu ponto G quando começo a me mexer é tão intenso que me sinto flutuando. Suas mãos percorrem minha bunda, apertando minhas nádegas, subindo e descendo pelas minhas costas, segurando minha cintura, como se ele não conseguisse acreditar que sou real. Toco suas coxas abaixo de mim, e então coloco dois dedos no meu clitóris enquanto rebolo, devagar e constante, e depois acelero cada vez mais naquele pau duro. Estou tão molhada que me esfrego com mais vontade e paixão do que já senti na vida, tensionando os músculos da minha boceta ao redor dele enquanto cavalgo sem parar. **Sou tomada pelo prazer quando gozo, minhas pernas tremendo. Abro os olhos, vejo a lua brilhante e as colinas iluminadas por ela.**

Depois, deito na espreguiçadeira enquanto espero minha respiração voltar ao normal, e mantenho os dedos pressionando de leve meu clitóris pulsante. Daria para pensar que imaginei tudo: os dedos dele dentro de mim, seu pau na minha boca... mas seria impossível imaginar a sensação maravilhosa de morder a bunda dele.

DICA 4
SEDUZA A SI MESMA

Não sei você, mas, antes de transar com alguém, quero que um de nós crie um clima. Desligue as luzes, talvez acenda uma vela, e coloque alguma música sensual para tocar. Por que não fazemos isso por nós mesmas quando mergulhamos em uma sessão de sexo solo? Para o conto a seguir, vamos criar um clima. Onde você quer estar? Qual é o seu lugar preferido para relaxar — ou talvez um local que pareça novo e empolgante? Que iluminação faz você se sentir sexy? Que cheiros te deixam com tesão? Se quiser escutar música, meus álbuns favoritos para momentos de intimidade são: *Voyager*, de Moonchild; *Hasta El Cielo*, de Khruangbin; e *The Story of Sonny Boy Slim*, de Gary Clark Jr. Quais são os seus? Crie um clima para se sentir mais sexy e confortável consigo, não apenas com as pessoas com quem você se relaciona sexualmente.

Outra coisa que costumamos fazer quando vamos transar com alguém é dedicarmos um tempo para isso. Sim, podemos dar uma rapidinha de vez em quando, porém, é mais comum fazermos planos de verdade, sem que outros eventos possam nos interromper. Vamos fazer isso por nós mesmas também! Aconselho que, em algum momento, você reserve pelo menos uma hora para passar tempo consigo mesma. Sem distrações, apenas você e seu corpo.

DIVERSÃO NUMA TARDE NA PRAIA

TEMPO DE LEITURA
< 7 minutos

O NARRADOR É
Um homem amoroso

LISTA DE SAFADEZAS
☑ Masturbação
☑ Estímulo do clitóris/dedadas
☐ Cunilíngua
☑ Boquete
☐ Estímulo dos mamilos
☑ Penetração vaginal
☐ Estímulo anal/da bunda
☐ Tapas
☐ Brinquedos eróticos
☐ Asfixia
☐ BDSM

Meus olhos se cerram conforme o sol da tarde passa pelas palmeiras que se agigantam sobre nós. Eu me viro. Ao meu lado, minha namorada continua dormindo. Meus músculos do quadril se tensionam, minha ereção pressionando meu short. Minha namorada sempre me provoca porque acordo de manhã com o pau duro, mas quem não acordaria assim depois de dormir do lado de uma deusa? Pelo visto, o pau duro da manhã também pode acontecer à tarde...

Olho para o mar, para as ondas se movendo gentilmente na costa. O som é hipnotizante. Minha namorada se mexe, se espreguiçando na canga grande em que nos deitamos na areia. Seus seios escapam do biquíni e não consigo desviar o meu olhar. Enquanto ela pisca para acordar, me inclino para lhe dar um beijo na boca.

— Hummmmm. Boa tarde, linda — digo, pressionando meu nariz no dela.

Sempre que acordo ao lado dela, mesmo quando é só uma soneca, me sinto o cara mais sortudo do mundo. Ela me beija de volta, passando uma das mãos pelo meu rosto enquanto sorri. Ela senta e se inclina por cima de mim para alcançar nossa bolsa e pegar uma garrafa de água. Ao fazer isso, empina a bunda e suas costas se arqueiam com o movimento. O meu pau lateja conforme a observo; não consigo me controlar. Passo as mãos por sua pele macia, começando pela bunda deliciosa, coberta apenas pelo biquíni. Eu a beijo de leve. Minha namorada ri da rapidez com que mordi a isca. Eu sabia que ela tinha se inclinado daquele jeito de propósito.

As minhas mãos passeiam pela barriga dela e entram na parte de cima do biquíni. Seguro seus seios, que pesam nas minhas palmas, a pele delicada e maleável. Eu os massageio devagar, brincando com os mamilos. O toque a faz se remexer de satisfação, o que me excita cada vez mais. Ela apoia a parte de cima do corpo na canga, ficando com a bunda empinada e rebolando um pouco para chamar minha atenção. Olho ao redor para ver se há mais alguém na praia, mas somos os únicos aqui no paraíso.

Afasto a calcinha do biquíni dela para o lado e olho para aquela boceta linda. As dobras da sua vulva se pressionam, mostrando como está molhada. Ela parece pronta para mim, e isso me deixa doido. Minha namorada desamarra o laço de um lado da calcinha do biquíni, e depois do outro. A peça cai sobre a canga.

Agarro suas coxas e a puxo um pouco para trás, deixando minha boca a centímetros daquela boceta molhada — a minha visão favorita. Meu pau lateja de desejo novamente, e eu a devoro com o olhar. Assopro ali devagar, fazendo-a se remexer.

Ela me implora para beijá-la. Como posso recusar? Enfio a língua nela, lambendo do clitóris até a bunda. Solto um gemido contra sua pele, com seu gosto tomando conta da minha boca. Passo pelos lábios, depois chupo o clitóris de leve. Ela agarra a canga no chão, prendendo o tecido até encontrar a areia, segurando-a entre os dedos. Adoro vê-la sentindo prazer, e isso me incentiva a ir mais fundo. Provoco a entrada de sua boceta com a minha língua, indo cada vez mais fundo para sentir seu gosto.

— Porra, você é uma delícia.

— *Isso* que é uma delícia — responde ela, alongando as palavras.

Adoro enterrar a cara na bunda dela, suas nádegas generosas cobrindo o meu rosto. Faço movimentos circulares com a língua ao redor do seu clitóris, fazendo-a gemer mais. Seduzindo sua boceta aos poucos, beijando-a como faria com seus outros lábios.

— Quero você — afirma ela, ofegante.

Ela muda de lugar e me encara, tirando o sutiã do biquíni ao mesmo tempo. Levanto e tiro o short antes de voltar a sentar, meu pau duro se erguendo em admiração a ela. Sem tirar os olhos dos meus, ela se inclina entre as minhas pernas. Solto um gemido abafado em antecipação por seu toque, sentindo a pulsação no meu pau, que lateja por ela. Minha namorada me segura, provocando calafrios de prazer por todo o meu corpo. Adoro vê-la com meu pau tão perto da boca. Primeiro, ela me lambuza de saliva, movendo a mão para cima e para baixo. Depois que me deixa molhado e escorregadio, segura minha pica com mais força. O meu pau dói de desejo, o calor que cresce dentro de mim me deixa cada vez mais duro. Ela provoca a cabeça com a língua, e minha expectativa aumenta. Tudo que quero é que ela me coloque todo na boca, mas ela sabe que morro de tesão quando sou provocado. Passo uma das mãos pelo seu rosto e afasto seu cabelo, para conseguir enxergá-la direito.

— Põe ele todo na boca, amor.

Ela obedece a ordens como ninguém. Mas antes passa a língua pela cabeça do meu pau. Reviro os olhos quando me sinto pegar fogo. *Porra. Isso.* Volto a olhar para ela e a vejo se mexendo para cima e para baixo, gemendo para mim. As vibrações e o calor molhado da sua boca me arrepiam. A língua dela se move ao meu redor, me fazendo inchar e endurecer sempre que passa pela cabeça do meu pau. Eu poderia passar o dia inteiro aqui, com ela me chupando.

Ela beija a cabeça.

— Preciso de você dentro de mim — diz, um pouco ofegante.

Eu também quero. Ela senta e se inclina em cima de mim, beijando minha boca. Seguro seu corpo contra o meu para que ela sente em mim, unindo nossa pele, derretendo em sua maciez.

Beijo seu rosto e desço pelo pescoço, provocando com a minha língua. Ela fica toda arrepiada com as sensações. Solto um grunhido. Preciso dela toda. Minha ereção pressiona sua virilha, e a sinto tão molhada que escorre na minha pica e no meu saco.

Me deito enquanto ela continua sentada, me segurando entre as dobras da sua boceta, rebolando na cabeça do meu pau. Sinto o sangue pulsando ali, o desejo de puxá-la para me encaixar é quase incontrolável.

— Quero te comer — digo. — Agora.

Ela me encara com um sorriso, a boca entreaberta, e paira sobre mim, meu pau encostando na entrada da sua boceta. Sinto o pré-gozo saindo de mim. Finalmente, ela desliza sobre mim, e eu entro todo nela. Nós suspiramos juntos com as sensações. Ela está tão apertada, tão quente... Senta com tudo para me enfiar por inteiro, o mais fundo possível. Olho para essa mulher linda sentada no meu colo, suas coxas me cercando, sua boceta me prendendo, seu quadril pedindo para ser agarrado. Seus seios estão na altura dos meus olhos, pulando com cada movimento. Não consigo evitar: me inclino e enfio cada um de seus mamilos na minha boca, sentindo o gosto do suor em sua pele e da água salgada do mar, do mergulho que demos mais cedo. O sal é gostoso, e ela rebola em mim, me mantendo bem fundo. Sinto meu pau ser pressionado e sugado, as sensações se irradiando por todo o meu corpo. Ela está muito molhada.

— Você é tão, tão gostosa — digo.

Ela me encara e morde o lábio.

— Eu sei.

Essa confiança me deixa maluco. Ela sabe o poder que tem, o que causa em mim. Agarro seu quadril, e entro e saio dela, gemendo enquanto meu corpo é tomado pelo prazer. Estou ofegante, e começo a suar sob as mãos dela. Impulsiono o quadril para encontrar o dela. Vejo a empolgação tomar conta do seu olhar, seu peito corando. Quero ver ela gozar em cima de mim, quero sentir ela me apertar.

Alcanço seu clitóris, aproveitando a lubrificação dela. Massageio a pele ao redor do clitóris e dou voltas nele, provocando-o indiretamente. Ela geme mais alto e mais forte, com vontade, se contraindo ao meu redor. Sempre que isso acontece, sinto uma onda de calor atravessar meu corpo.

Mexo a mão mais rápido, aplicando mais pressão com outros dedos. Ela está com um ar celestial, me cavalgando, roçando o quadril contra mim. O calor se espalha pela minha pica e então por todo o meu corpo. Ela se tensiona e me aperta, jogando a cabeça para trás e soltando um gemido profundo. Sua boceta lateja, me levando ao limite. Ela me puxa mais fundo.

— Goza pra mim — diz.

O olhar dela encontra o meu com toda paixão, todo amor. Perco o controle, tudo gira, como se eu estivesse prestes a desmaiar, pronto para explodir. **Meu pau tensiona. Eu me libero e me projeto dentro dela, preenchendo-a. Sinto o meu gozo quente, e meu pau formiga com o clímax. Ela desaba sobre mim, me deixando dentro da sua boceta, nossa pele suada, molhada e quente.** Sentir seu peso é reconfortante, enquanto derretemos em um só corpo.

Nós nos separamos e nos deitamos, encarando o deslumbrante céu azul. A sensação quentinha de amor toma conta de mim enquanto recupero o fôlego.

— Eu te amo demais, sabia? — digo, me virando para ela.

— Sabia.

Ela sorri.

— Também te amo.

Então se levanta e começa a correr em direção ao mar.

— Vamos ver quem chega primeiro? — pergunta.

Como tive tanta sorte?

DICA 5
RESPIRE

Você precisa estar com a mente relaxada para sentir prazer, e uma das formas mais fáceis de parar de pensar demais e se conectar com o próprio corpo é usar a respiração. Infelizmente, o mercado pornográfico nos apresenta várias formas erradas de respirar durante a masturbação e o sexo: geralmente, respirações curtas, ou prender a respiração e cortar completamente o fluxo de ar. (Não incluo asfixia neste caso — isso pode ser uma delícia!)

Também respiro assim muitas vezes, porém, a melhor forma de entrar em um estado parassimpático (basicamente, um estado de grande relaxamento), que é essencial para se sentir confortável e maximizar o prazer, é começar a prolongar suas expirações. Se tentamos respirar mais devagar e mais fundo, o prazer se torna mais profundo e intenso também. Toda vez que me pego tendo dificuldade para sentir prazer durante a masturbação ou o sexo, consigo me reconectar com as sensações quando me concentro na minha respiração.

Leia o passo a passo a seguir para saber o que esperar e, então, tente praticá-lo durante uma das meditações sexuais propostas aqui no livro — é bem provável que se torne a coisa mais atenciosa que você pode se dar nesses momentos tão íntimos. Frear o fluxo de pensamento e se conectar com o próprio corpo é extremamente valioso!

- **PASSO 1:** Respire fundo, puxando o ar pelo nariz por cinco a seis segundos, depois soltando-o pela boca pelo mesmo tempo. Faça isso algumas vezes para ganhar ritmo.

- **PASSO 2:** Continue respirando assim. Agora visualize sua respiração começando nos seus órgãos genitais e subindo por todo o seu corpo.

- **PASSO 3:** Pense que a respiração é o prazer que você sente, que continua a subir e a descer, fazendo o caminho dos seus órgãos genitais até sua cabeça.

Naturalmente, sua respiração vai mudar quando e se você começar a acrescentar diferentes tipos de estímulo. Contudo, sempre tente se reconectar com esse ritmo caso sinta que está voltando a pensar demais e se desconectando do seu corpo.

Enquanto fazia minhas pesquisas para este livro, conversei com meu grande amigo Jamie Clements, professor de respiração, para descobrir quais técnicas ele mais recomenda para alcançar um maior relaxamento e prazer. Ele salientou que a maioria das pessoas sente vontade de prender a respiração, ou de respirar de um jeito curto ou rápido durante o sexo e a masturbação, mas o que deveríamos fazer é respirar fundo e devagar, para permanecermos em um estado de relaxamento. A técnica que ele me ensinou é parecida com o passo a passo que criei, mas tem um foco diferente. Ela se chama Órbita Microcósmica (adorei o nome — parece orgástico).

- **PASSO 1:** Concentre-se nos músculos do seu assoalho pélvico ou do seu umbigo.

- **PASSO 2:** Ao inspirar fundo, imagine sua atenção e respiração passando pelos seus órgãos genitais e subindo por suas costas até a cabeça.

- **PASSO 3:** Ao expirar devagar, imagine a respiração descendo pela frente do seu corpo e voltando para o assoalho pélvico.

- **PASSO 4:** Repita para criar um fluxo de energia que dá voltas pelo corpo.

OBSERVAÇÃO: *Certifique-se de praticar as duas técnicas de forma segura. Se sentir tontura, diminua o ritmo e volte à sua respiração normal.*

UMA VOLTINHA DE ÔNIBUS

TEMPO DE LEITURA
> 10 minutos

A COMPANHIA É
Direta

LISTA DE SAFADEZAS
☐ Masturbação
☑ Estímulo do clitóris/dedadas
☐ Cunilíngua
☐ Boquete
☐ Estímulo dos mamilos
☑ Penetração vaginal
☐ Estímulo anal/da bunda
☐ Tapas
☐ Brinquedos eróticos
☐ Asfixia
☐ BDSM

RESPIRE

Saio do trabalho e pego o ônibus de dois andares para casa sempre no mesmo horário. Até um mês atrás, eu passaria a viagem inteira olhando para o celular, sem notar a chuva batendo na janela ou as folhas das árvores mudando de cor pelo caminho. Mas então, um dia, meu celular quebrou, e olhei para cima.

Dois pontos depois do meu, um cara mais ou menos da minha idade embarcou. A primeira coisa que me chamou atenção nele foi o fato de a sua mochila ser igual à minha, mas percebi outras coisas desde então. O jeito como ele passa o caminho inteiro olhando pela janela, às vezes com a testa pressionada contra o vidro. O fato de ele não ter um banco preferido, ao contrário de mim (sempre no segundo andar do ônibus, na penúltima fileira, do lado direito). Não é *sempre* que olho para ele, e, quando faço isso, não é de propósito. Se percebo a forma como seu cabelo bate na nuca, e a aparência das suas mãos ao apertarem o botão para solicitar a parada, é só por acaso. Quando ele desce do ônibus, uma parada antes da minha, e fico imaginando aquelas mãos sobre mim, também é por acaso.

Hoje, me sento no lugar de sempre e fico aguardando. Duas paradas depois, solto um suspiro de alívio quando o vejo entrar. Ele está usando um casaco leve por cima de um suéter verde-escuro e se senta algumas fileiras à minha frente, do lado esquerdo, me dando uma ótima visão da sua nuca. *Eu sou tão esquisita*, penso, me obrigando a olhar para outra coisa. Porém, poucos instantes depois, meus olhos se voltam para o mesmo lugar.

Ele está sentado ao lado de um cara de terno e parca, e, no ponto seguinte, entra um amigo do cara de parca. Os dois começam a conversar e o meu cara cede o lugar dele para o amigo. Ele olha para a frente do ônibus, escolhendo um banco. Não há muita gente ali — há várias opções de fileiras vazias, caso ele queira se sentar em alguma.

Então ele se vira, olhando para o fundo do ônibus, olhando para... mim. Pela primeira vez, nossos olhares se cruzam. Meu coração bate que nem um tambor. Devagar, conforme o ônibus segue pela rua, ele caminha em minha direção, sem desviar o olhar em momento algum. Quando chega ao meu banco, sorri e pergunta se pode se sentar.

— Claro — digo com a voz rouca. Pigarreio. — Quer dizer, ninguém vai te expulsar daqui.

Me sinto estranhamente envergonhada com o que acabei de dizer e com o tom da minha voz enquanto pego minha bolsa para abrir espaço para ele.

Ele se senta e seu braço roça no meu. Isso me causa uma sensação tão intensa que preciso me afastar. Tiro meu celular novo da bolsa e envio uma mensagem desnecessária para uma amiga sobre possíveis planos para o fim de semana. Então o ônibus dá uma guinada brusca e o telefone escorrega da minha mão, caindo ao lado do pé dele, que se abaixa para pegá-lo.

Estico a mão e agradeço. Mas, em vez de colocar o celular nela, ele o pressiona no meu colo, diretamente contra minha boceta. Estou usando um vestido salopete de lã, sem meia-calça. Mesmo por cima da roupa e da minha calcinha, o material frio acorda meu clitóris. Minha boca se abre e meu estômago se revira. Ele olha diretamente para mim e abre um sorrisinho antes de soltar o telefone. Será que fez aquilo de propósito? Será que queria ser tão sugestivo? Engulo em seco e pego o celular. A ausência do frio no meu clitóris é tão marcante quanto a presença dele.

Seguro minha bolsa e coloco o celular no bolso da frente. Também é ali que guardo minhas chaves. Minha mente está dando voltas. Existe uma forma de saber se ele fez *mesmo* de propósito. Pego as chaves e as deixo cair no chão, na frente dos pés dele, onde não consigo alcançar.

Volto a me apoiar no encosto.

— Com licença — digo.

Ele me encara com uma expressão indecifrável. De algum jeito, com o coração disparado, reúno coragem para perguntar:

— Você pode pegar minhas chaves?

Ele olha para elas, espalhadas ao redor do meu chaveiro de palmeira. Parece estar pensando. Então se abaixa e as pega. Tento manter a respiração calma e espero para ver o que fará em seguida. Quero que ele repita o que fez antes: pressione as chaves no meu colo. Mas, em vez disso, ele pega o chaveiro e se inclina em direção à minha perna. Segura uma das chaves entre o dedão e o indicador esquerdos, como se fosse enfiá-la numa fechadura, e então começa a passá-la pela minha panturrilha.

Eu estremeço — não sei se pelo frio, pelas cócegas ou pela surpresa do toque. Ele chega na bainha do meu vestido, perto do meu joelho. Então hesita, me dando tempo suficiente para impedi-lo. Mas não faço isso.

Ele continua, passando a chave pela parte interna da minha coxa. Quando chega na calcinha, pressiona o lado reto da chave contra minha boceta, de forma que meu clitóris e os lábios sintam o material frio e rígido.

Olho ao redor para ver se alguém percebeu o que está acontecendo. É a presença das outras pessoas que me impede de arfar em reação àquele toque — caso contrário, eu teria gemido.

Ele está me encarando. Encontro seu olhar. Somente então ele tira a chave da minha boceta e a solta no pano do vestido, entre as minhas pernas. Mas dessa vez não afasta a mão. Em vez disso, sustentando o olhar, ele passa os dedos pela parte interna da minha coxa, pela minha calcinha, pela outra coxa. Estou latejando de tanto desejo. Quando seus dedos deslizam e voltam para a minha boceta, ele para e começa a esfregar meu clitóris por cima do tecido.

Eu me concentro na minha respiração. Espero que isso me impeça de fazer barulho, mas só serve para aumentar o prazer.

Seus olhos se afastam dos meus para fitar a própria virilha. Sigo seu olhar. Vejo seu pau começando a pressionar a calça. Isso, somado à mão dele no meu clitóris, me faz suspirar de prazer. Olho rapidamente para os passageiros de novo para garantir que ninguém me escutou. O ônibus está parando. Observo as outras pessoas se levantarem para descer pela frente, com exceção do cara da parca e seu amigo. Entre as minhas pernas, os dedos dele afastam a calcinha e mergulham na minha boceta molhada.

Mordo o lábio para não fazer barulho. A dor se mistura ao prazer. Ele tira os dedos de dentro de mim e sobe para o clitóris, fazendo movimentos circulares lentos e molhados. Agarro a barra do banco à minha frente, então penso que vai ficar óbvio demais caso os dois homens olhem para trás. Em vez disso, me recosto no banco e continuo inspirando fundo enquanto o prazer irradia pelo meu corpo.

— Com licença, será que podemos trocar de lugar? — pergunta ele alto, de repente, como se fosse para os outros ouvirem. — Quero olhar pela janela.

Franzo a testa. Estou confusa com a pergunta, já que para isso ele teria que tirar a mão da minha calcinha. Agora que está com uma ereção e me deixou frustrada, acabou? Mas não posso recusar. Assinto, esperando que ele levante para eu passar, mas isso não acontece. Então levanto primeiro e ele faz menção de deslizar para o meu lado do banco, e aí entendo seu plano: com as mãos livres, ele agora pode abrir a calça.

Quando vou para o banco do corredor, as chaves que continuavam dentro do meu vestido caem e batem no chão, fazendo estardalhaço. O cara da parca e o amigo olham para trás, e fico paralisada, me perguntando se eles conseguem enxergar o que estou vendo agora: um pau duro, empolgado, nu. Mas os dois logo desviam o olhar. A virilha do meu cara está escondida pelos bancos da frente.

Sento ao seu lado, me perguntando o que vai acontecer. Ele pega minha mão e a guia para minha boceta, tirando a calcinha da frente de novo. Enfia meu dedo em mim mesma e o faz rodar, molhando-o. Depois, guia minha mão até seu pau, duro mas macio. Lubrifico o pau dele com a mão, envolvo-o por inteiro e começo a fazer um movimento de sobe e desce. Olho para o rosto dele, esperando encontrar uma expressão de prazer, mas ele apenas abre um sorriso educadíssimo. Nada em seu rosto entrega o que estamos fazendo.

O ônibus para de novo, e, desta vez, o cara da parca e seu amigo descem. Por um segundo agoniante, acho que o cara da parca percebe o que estamos fazendo agora que levantou — mas então ele pega a bolsa e desaparece na escada.

Estamos sozinhos agora. Sei o que quero que aconteça. Ele olha o ônibus vazio e diz, completamente sério:

— Está cheio aqui dentro. Talvez seja melhor você se sentar no meu colo pra abrir espaço.

Engulo em seco, o pau dele ainda na minha mão. Eu vou mesmo fazer isso? Transar no ônibus? Minha boceta lateja em resposta. Concordo uma vez com a cabeça e me levanto. Ele sobe meu vestido até o quadril e abre as pernas. Entro ali no meio, e então ele me guia devagar para baixo, até me preencher. Dessa vez, solto um gemido — só um — antes de me controlar e voltar a me concentrar na minha respiração. Ainda há pessoas no andar de baixo do ônibus que podem nos escutar. Consigo lidar com o prazer se me concentrar. Mas então dois dedos dele encontram meu clitóris e começam a esfregá-lo. Ele aproveita que minha boceta está molhada e usa minha lubrificação para dar voltas e voltas nele.

Sinto meu orgasmo se aproximando. Na posição em que estamos, minha boceta fica bem apertada. Sei que ele também está quase gozando — sua respiração na minha nuca fica ofegante, seus músculos tensionam enquanto ele me ajuda a subir e descer naquela piroca dura. O ônibus para, e pessoas entram. Vejo a parte de trás de uma cabeça surgir na escada, subindo para o segundo andar. Quando seu corpo aparece, percebo que é um policial! Mas parar agora seria uma tortura. Continuo me mexendo no pau dele, seguindo o ritmo, e ele segue fazendo círculos com o dedo no meu clitóris. O policial nem olha para o fundo do ônibus — apenas se senta lá na frente, checando o próprio celular. Aquela presença torna tudo ainda mais louco. **Fico olhando para o policial enquanto uma sensação doce e molhada toma conta do meu clitóris, o desconhecido metendo com firmeza na minha boceta, a respiração ofegante dele na minha nuca, meus músculos se contraindo, o prazer começando a se espalhar pelo meu corpo —finalmente explodo.**

Quando um gemido minúsculo escapa da minha boca, o policial na frente do ônibus se vira para nós, e sinto o pau dentro de mim tensionar e pulsar: ele também está gozando. O policial continua me encarando. Fecho a boca e respiro fundo, sabendo que não posso levantar até ele ir embora, ou vou correr o risco de mostrar minha boceta.

O desconhecido em que estou sentada também percebe isso. Com a respiração um pouco pesada, ele se inclina para a frente, beija minha bochecha e indaga em voz alta, num tom sério:

— O que vamos comprar pro jantar?

Enquanto tento pensar em uma resposta, sinto seu gozo escorrer pela minha boceta e pingar no banco do ônibus.

DICA 6

QUANTO MAIS
MOLHADA, MELHOR

Lubrificantes podem ser um assunto complexo, tanto no sexo com outras pessoas quanto na masturbação — e, ainda assim, é algo que intensifica tanto o prazer durante TODAS as interações sexuais que chega a ser uma verdadeira revolução. Além disso, o uso de lubrificante pode evitar microlacerações na vagina, que às vezes causam candidíase e vaginose bacteriana. Quanto mais molhada melhor — inclusive para a sua saúde!

Entendo a hesitação. Quando eu era adolescente, tive um parceiro que sacou um lubrificante e me deixou indignada, me senti ofendida. Fiquei pensando: *Como ele ousa sugerir que não estou molhada o suficiente? Só velhas precisam de lubrificante!*

Esse tipo de pensamento não é surpreendente, considerando que nunca nos ensinaram que lubrificantes servem para todo mundo, como se pudéssemos ficar molhadas sempre que quisermos. Não é o caso. Durante o ciclo menstrual, é normal ter momentos em que ficamos mais ou menos molhadas, e às vezes acontece quando nem estamos no clima — é assim que nosso corpo funciona. Aprendi da forma mais difícil que nem sempre fico molhada quando quero transar (se esse também for o seu caso, saiba que é 100% normal), e teria sido muito mais fácil colocar um pouco de lubrificante em vez de inserir um brinquedo seco ou um pênis na minha vagina. Sendo assim, aconselho que dê um pulinho na farmácia mais próxima e compre um frasco antes de começar a próxima história, caso não tenha nenhum! Usar lubrificante durante a masturbação pode mudar tudo. É maravilhoso para se massagear e ter momentos sexy consigo mesma, especialmente se usar brinquedos, porque assim eles deslizam ao redor da pele e direto para dentro.

Também há muitas opções de lubrificante para testar — o que pode ser bem empolgante. Os principais são à base de água, silicone e óleo. Se for usar as mãos ou brinquedos de vidro, metal ou cristal, você pode testar qualquer um. Para os brinquedos de silicone, é melhor usar os que são à base de água, porque os outros corroem o material e os tornam inutilizáveis. P.S.: Se usar camisinha, certifique-se de usar opções à base de água ou silicone, para que ela permaneça intacta.

Sob essas três categorias, existe uma infinidade de lubrificantes por aí, ou seja, muitas opções a serem testadas — olha que empolgante! O ideal é buscar ingredientes naturais, com pH adequado, para manter sua vagina feliz! Há lubrificantes com características especiais, como os que deixam a pele dormente, esquentam ou têm um gosto bom. Há lubrificantes específicos também para sexo anal ou oral. A melhor consistência é escorregadia, não grudenta. Pessoalmente, adoro usar lubrificantes de canabidiol, pois são muito relaxantes e, na minha experiência, intensificam as sensações.

HORA DE FECHAR NEGÓCIO

TEMPO DE LEITURA
< 10 minutos

A COMPANHIA É
Arrogante

LISTA DE SAFADEZAS
☑ Masturbação
☐ Estímulo do clitóris/dedadas
☐ Cunilíngua
☑ Boquete
☐ Estímulo dos mamilos
☑ Penetração vaginal
☐ Estímulo anal/da bunda
☑ Tapas
☐ Brinquedos eróticos
☐ Asfixia
☐ BDSM

É sexta-feira. O relógio se aproxima cada vez mais das 17h30, e o escritório no arranha-céu em que trabalho está tomado por conversas despreocupadas. Passei a semana inteira montando uma apresentação com o meu chefe para segunda-feira. Mal posso esperar para que o dia termine e eu saia daqui. Só mais um ajuste e poderei imprimi-la.

Meu chefe anda de um lado para o outro em sua sala de janelas de vidro que vão do chão ao teto, esperando impacientemente que eu lhe entregue a apresentação impressa para que possa revisá-la uma última vez antes de ir embora. Ele passa uma das mãos pelo cabelo curto, bem-cortado, revelando uma discreta mancha de suor na axila. Ele é um cara arrogante — inteligente e bonito, e sabe disso —, mas gosto do fato de ser humano o suficiente a ponto de suar na roupa de trabalho. Meu chefe está sempre muito cheiroso quando se apoia na minha mesa para falar comigo. Nesse momento, meu chefe olha para cima e me pega fitando-o. Viro rapidamente para a minha tela, sentindo minhas bochechas queimarem.

Com o último ajuste feito, clico em IMPRIMIR, batuco com a caneta na lateral da mesa e giro na cadeira, esperando. Um ícone de círculo da morte surge na tela. Hum. Mexo no mouse para ver se algo acontece —a tela apaga completamente. Merda. Clico freneticamente, me perguntando se meu chefe percebeu. Quase dou um pulo: ele está bem atrás de mim.

Ele me pergunta onde está a apresentação.

— Eu mandei imprimir. E aí isto aconteceu — digo, com uma careta.

Ele se inclina por cima do meu ombro — gosto do cheiro salgado dele, que faz cócegas no meu nariz —, mexe o mouse e aperta alguns botões. Nada acontece. Me pergunta se mandei o arquivo para alguém ou se o salvei na nuvem.

— Estava só no computador... — respondo, minha voz falhando até desaparecer.

O corpo dele se enrijece de raiva. Meus ombros ficam tensos, esperando a bronca.

— Venha amanhã — diz suavemente, em vez de gritar. — Às nove em ponto.

Chego na hora marcada, mas meu chefe chegou antes: já está na cozinha, fazendo café. Ele mexe a colher na caneca com força, nitidamente ainda irritado. Nem me olha quando ando em direção à minha mesa. Coloco minhas coisas na cadeira. O computador não liga. O escritório está vazio, sem ninguém além de nós dois nessa torre de vidro silenciosa.

— Vem comigo.

A voz dele provoca ondas de choque pelo labirinto cavernoso de mesas. Isso me dá um susto, mas eu o sigo para sua sala espaçosa, cujas janelas de vidro deixam à mostra a cidade, com seus arranha-céus e ruas agitadas. Ele me guia até a mesa e entendo que devo me sentar. Os pelos em meus braços se arrepiam com a sensação de ser observada por ele o faço. Fico me perguntando se ele vai passar o dia todo me tratando desse jeito. Sei que errei por não ter salvado a apresentação em alguma pasta, mas foi sem querer.

Abro um novo arquivo no PowerPoint e recomeçamos o processo, tentando lembrar quais gráficos incluímos e a ordem dos slides. Ele fica frustrado quando não encontro a fonte que usamos nos títulos — o que acho ridículo a ponto de ser pedante. Como desisto de tentar achar, ele coloca uma das mãos em cima

QUANTO MAIS MOLHADA, MELHOR

da minha no mouse para mover a seta como deseja pelo painel. Por um instante, paro de prestar atenção na infantilidade dele, porque sua mão em cima da minha passa uma energia tão firme, tão controladora... Quando ele força o meu dedo a clicar no botão esquerdo, a excitação desce imediatamente para a minha calcinha.

Então ele volta a ser um babaca, mandando eu sair para comprar o nosso almoço, mas sem me agradecer e falando que estou indo muito devagar, apontando os meus erros de digitação. Conforme vai escurecendo, anuncio que preciso ir ao banheiro. É mentira, mas quero esticar as pernas e sair de perto dele um pouco.

— Você pode ir depois que acabarmos esse slide — diz ele, pairando sobre mim na cadeira.

Essa é a gota d'água.

— Por que você está sendo tão rude comigo? — rebato. — Não perdi a apresentação de propósito. Já parou pra pensar que, se você não me obrigasse a imprimir tudo, talvez eu tivesse te mandado o arquivo por e-mail, e teríamos um backup?

Minhas palavras ressoam pela sala grande e vazia como um sino. Ele não fala nada, apenas me encara, o rosto subitamente próximo ao meu. Sou tomada pelo pânico — merda, acabei de gritar com o meu chefe.

Então, bem devagar, ele sorri. Acho que está impressionado.

— Você tem razão. Desculpa.

Estou tão chocada pelo meu discurso ter dado certo que não sei como agir agora.

— Vamos fazer um intervalo — anuncia ele.

Ele vai até um armário perto da porta, pega uma garrafa de vinho e dois copos. A rolha da garrafa sai com um estouro agradável, seguido pelo barulho do líquido enchendo os copos e o aroma amadeirado e adocicado que preenche a sala. Ele me entrega um copo e sustenta o meu olhar, e a minha boceta começa a esquentar.

— A você — brinda ele, sem tirar os olhos de mim enquanto encosta seu copo no meu. — Obrigado por ter se dedicado tanto hoje.

Semicerro os olhos e dou um gole.

— Que cara é essa? — pergunta ele.

— Você pareceu meio sarcástico — respondo.

Ele ri.

— Não dá pra vencer com você — comenta ele, tomando um gole.

Uma gota de vinho fica em seus lábios. Sei que estou sendo descarada, mas não consigo evitar encará-lo com desejo enquanto ele a seca.

— Você olha muito pra mim, sabia?

Minhas bochechas ficam coradas, me entregando, mas pelo menos ele não pode ver como está a minha boceta. Se pudesse, saberia que ela está latejando, inchada dentro da calcinha, só porque ele está me olhando com tanta atenção. Não digo nada. Ele senta na beira da mesa, bem ao meu lado, e meu coração dispara de nervosismo.

— Juro que estou arrependido e que agradeço pela sua dedicação. Não só hoje, mas a semana inteira.

— Tudo bem.

Assinto, acreditando nele. Com um sorrisinho provocador, ele acrescenta:

— Mas estou um pouco irritado com você, sim.

Mordo o lábio e engulo em seco.

— O que posso fazer pra me redimir? — pergunto.

Sei o que eu quero que ele peça. Estou desafiando-o a pedir.

Baixinho, sem quebrar o contato visual, ele diz:

— Você pode levantar, se apoiar na mesa, puxar seu vestido e deixar que eu te dê umas palmadas.

Minha respiração está tão ofegante que me sinto meio tonta, minha boceta encharcando a calcinha. Levanto da cadeira e obedeço. O ar frio que bate na parte de trás das minhas coxas me provoca. Coloco as mãos na mesa e apoio minha testa nelas. Escuto os passos lentos e deliberados dele, enquanto passa atrás de mim. Ele puxa minha calcinha para cima, apertando-a contra a minha boceta e deixando minha bunda exposta. Sei que agora ele consegue ver o quanto estou molhada. Então fico esperando.

A ardência que sinto com o tapa é tão gostosa, tão necessária, que solto um gemido. A frustração que vinha se acumulando dentro de mim o dia todo não tinha a ver com trabalho; era sexual. Ele bate mais uma vez, deixando sua mão se demorar ali depois, pressionando aquele ponto de dor aguda, quente, que me dá tanto prazer. Ele faz isso outras duas vezes: tapa, ardência, pressão. Imagino as marcas de mão se formando ali.

— Levanta — ordena ele.

Eu obedeço, virando para encará-lo.

— Ainda estou irritado com você.

O meu corpo inteiro parece estremecer.

— Eu faço o que você mandar.

— Chupa o meu pau? — indaga ele.

Concordo com a cabeça.

— Ajoelha.

Ele abre o zíper da calça jeans, e seu pau pula para fora. É grande, macio e grosso. Abro a boca, obediente, e ele o coloca inteiro nela. É exatamente o que quero. Sinto uma voracidade crescer dentro de mim enquanto exploro essa pica quente e latejante. Ele passa as mãos pelo meu cabelo, segurando minha cabeça no lugar com firmeza, minha boca enchendo de saliva. Ele começa a gemer, e me sinto triunfante — sou eu que estou causando esse efeito.

De repente, ele o tira da minha boca, ainda segurando meu cabelo.

— Vai continuar me obedecendo? — questiona, me olhando de cima.

— Vou — digo ofegante.

Ele manda eu tirar o vestido e a calcinha e ir até a janela. Obedeço, e a empolgação do perigo toma conta de mim enquanto observo o céu escurecendo e as luzes bruxuleantes, me perguntando se alguém nos escritórios próximos consegue me ver. Escuto o som conhecido de uma embalagem sendo rasgada, e então sinto a respiração dele sobre meu ombro. Ele abre meu sutiã, e as alças fazem cócegas nos meus braços enquanto caem. Então sou pressionada com firmeza contra o vidro, completamente nua. A sensação do vidro gelado contra meus mamilos e minha barriga é de puro prazer. Estou com tanto tesão, minha boceta lateja de tanta vontade, que parece que vou explodir.

Saber que eu estou pelada e ele ainda vestido, só com o pau com camisinha de fora, me excita ainda mais. Ele o esfrega na minha bunda.

— Abre as pernas — sussurra ao meu ouvido.

Eu obedeço. E, sem qualquer aviso, ele se enterra dentro de mim. Sinto seu pau grosso deslizar com facilidade para dentro e para fora, porque nunca estive tão molhada na vida. Só de pensar que outras pessoas podem estar nos vendo meu coração acelera, e sinto ainda mais tesão. Meus gemidos imploram para ele me comer com mais força, e ele obedece. Deixo uma das mãos no vidro enquanto meu chefe mete em mim, coloco a outra em cima da dele e tensiono os músculos da boceta, encarando as luzes dos carros a trinta andares de distância, o medo de altura fazendo meu prazer aumentar. Ele se mexe dentro de mim, me preenchendo de um jeito voraz. Coloco a mão no meu clitóris, esfregando-o para cima e para baixo, minha boceta se apertando com força.

As coisas estão muito intensas. Sinto que estou chegando ao limite conforme minhas pernas começam a tremer. **Quando gozo, ele me fode ainda mais forte, e solto um grito de êxtase junto com o grunhido rouco que ele dá, se contraindo e gozando dentro de mim, tremendo até terminar.**

Apoio a testa no vidro frio.

Ele morde a minha orelha de leve, e sinto sua respiração ofegante.

— Agora está redimida — diz ele.

DICA 7
ESTÍMULO INDIRETO DO CLITÓRIS

Há muitas formas de se tocar e você pode dar asas à imaginação, porque não há regras. Mas, se quiser um pouco de inspiração, posso ajudar.

Antes, mencionamos a quantidade de terminações nervosas no clitóris, logo, sabemos que essa é uma área muito sensível. Para algumas pessoas, tocá-lo diretamente pode ser excessivo, então podemos recorrer a outras formas de fazê-lo. Mesmo que você goste de estímulos diretos no clitóris, por que não experimentar as duas ideias a seguir no próximo conto e ver o que acha?

O HAMBÚRGUER

Posicione dois dedos de cada mão em cada lado dos grandes lábios e pressione-os, formando um sanduíche com seu clitóris lá dentro. Em seguida, mova uma das mãos para cima e para baixo, mantendo a outra parada, para começar a friccionar indiretamente o clitóris. A aplicação dessa técnica pode ser mais fácil com menos lubrificante, para manter o atrito necessário sem que os dedos saiam do lugar. Tente movimentos para cima e para baixo, para a frente e para trás e circulares.

PROVOCAÇÃO

Use um ou dois dedos e um pouco de lubrificante para dar voltas ao redor do clitóris e dos lábios. Essa técnica permite que você descubra quais partes da sua vulva são mais sensíveis. Intercale toques leves e firmes, fazendo gestos circulares, longos, o contorno do número oito, ou indo para a frente e para trás. Um movimento específico pode ser dar voltas em torno do clitóris sem parar.

SEXO COM O EX

TEMPO DE LEITURA
< 10 minutos

A COMPANHIA É
Firme e familiar

LISTA DE SAFADEZAS
☐ Masturbação
☐ Estímulo do clitóris/dedadas
☐ Cunilíngua
☐ Boquete
☐ Estímulo dos mamilos
☑ Penetração vaginal
☐ Estímulo anal/da bunda
☐ Tapas
☐ Brinquedos eróticos
☑ Asfixia
☐ BDSM

Estou igual a uma sardinha no trem das seis da tarde, entre várias axilas suadas. Conforme o trem diminui a velocidade e volta a acelerar, todos nos balançamos em uma grande massa de corpos. Olho distraída para as várias cabeças diferentes no vagão, e então uma chama minha atenção. Encaro a nuca de um homem. Não... não pode ser. Seu cabelo acompanha de leve o movimento do veículo, brilhando sob a luz do fim de tarde que entra pelas janelas.

O trem para, e algumas pessoas se espremem para sair. Ele se ajeita. Agora está virado na minha direção e nossos olhares se encontram. Meu ex-namorado. Que nunca esqueci. Sinto um frio na barriga, e meu coração parece querer sair pela boca. Deixo meus olhos percorrerem o rosto que eu costumava segurar tão perto do meu, o braço apoiado na barra que costumava me envolver em noites frias e em camas quentes. *Droga.*

O trem para novamente. Percebo surpresa que é a minha estação e pego minha bolsa, que está apoiada no chão. Volto a olhar para cima e percebo que ele desapareceu. Desnorteada, me pergunto se tudo não passou de uma miragem e praticamente me jogo pelas portas bem antes de se fecharem.

— Deixa eu te ajudar...

Lá está meu ex, esticando uma das mãos para me dar apoio. Perco o fôlego e sinto um frio na barriga. Ele está sorrindo. Apesar de já ter retomado o equilíbrio, pego sua mão por instinto e sinto uma onda de eletricidade percorrer meu corpo.

— Hum, oi — cumprimento-o, afastando minha mão e colocando a bolsa no ombro.

— E aí? — replica ele, ainda sorrindo.

Estamos parados no meio da plataforma lotada, presos naquele momento estranho. A sensação é familiar e, ao mesmo tempo, diferente. As pessoas passam por nós, mas continuamos parados encarando um ao outro. Eu me dou conta de que deveria fazer as perguntas básicas de sempre, tentar saber como ele está.

— Quanto tempo! — comento. — Como estão as coisas?

— Estão ótimas, na verdade. Eu e a Freya... — ele me lança um olhar cuidadoso — ...acabamos de nos mudar pra uma casa nova, um lugar legal. Eu... Bem... Então, como você está?

Eu já sabia da namorada dele, mas sinto meu estômago embrulhar ao ouvir o nome dela. Mesmo quando seguimos em frente, por que parece tão humano desejar que as pessoas que amamos no passado continuem nos amando?

— É, também estou ótima.

Seguindo o tom dele, faço um breve resumo dos acontecimentos mais recentes. Conto sobre a viagem que eu e meu atual namorado acabamos de fazer para o México e o quanto nos divertimos. Meu ex sorri enquanto falo. Sei que ele se sente aliviado por eu também estar feliz; mas será que o estômago dele se revirou quando falei o nome do meu namorado? Sou uma pessoa ruim por torcer para que isso tenha acontecido?

As pessoas continuam passando por nós e alguém esbarra nele sem querer.

— Ei, quer ir pra outro lugar? Seria legal continuar a conversa.

Ele parece sincero, os olhos bem abertos e atentos, quase brilhando de esperança.

— Tudo bem — concordo, sem pensar muito. — Podemos ir pro bar. Sabe, o...

— Lógico que eu me lembro do nosso bar — interrompe. — Vamos, sim.

Andamos até um dos lugares que costumávamos frequentar. Penso se isso é uma boa ideia, por causa das faíscas que senti

ESTÍMULO INDIRETO DO CLITÓRIS

quando toquei na mão dele, do embrulho no estômago ao ouvir sobre sua nova namorada... Há certa tensão entre nós, algo inacabado. O que meu namorado diria se soubesse que do nada estou indo beber com meu ex? O que Freya acharia? Nenhum dos dois faz ideia do que estamos aprontando... Mas talvez eu esteja exagerando. É só uma conversa tranquila com um velho amigo.

Um velho amigo com quem eu transava loucamente.

Sentamos no lugar de sempre e a garçonete que costumava nos atender continua lá, assim como a seleção aconchegante de cadeiras descombinadas e a iluminação avermelhada e fraca. Pedimos as mesmas bebidas de antes. Giro meu canudo no copo, o gelo tilintando nas laterais dele. Meu ex está me olha com tanta atenção, com um sorriso tão carinhoso e bem-intencionado.

Faço questão de falar sobre amenidades na tentativa de atenuar a tensão, mas até isso é tão confortável e fácil que parece excitante. Pedimos outra rodada. Nossa conversa sobre o dia a dia aos poucos se transforma em leves provocações. Minhas bochechas começam a ficar ruborizadas — não sei se pelo álcool ou pelo tom de flerte que estamos usando. Mal desviamos o olhar um do outro; ele baixa o copo sem olhar para a mesa, esbarrando-o no vaso de flores entre nós e derrubando o restante da sua bebida. Tentamos secar tudo com guardanapos, e nossos dedos se tocam. Uma onda de memórias parece se formar na minha pele. A última vez que transamos, a primeira vez que ele me beijou, a maneira como fazia cafuné em mim e massageava o meu pescoço. Meu ex me encara com uma expressão que denuncia que ele sentiu a mesma coisa. O desejo no olhar dele reflete o meu. A tentação me domina, subindo pelo meu estômago até a garganta. É avassaladora.

— Preciso ir ao banheiro.

Empurro a cadeira para trás e vou praticamente correndo até o corredor escuro que leva ao banheiro. Meu coração está descompassado, batendo com força no peito. Precisava fugir da intensidade do clima na mesa. Eu me olho no espelho. Lembro a mim mesma que meu namorado está me esperando em casa, provavelmente cozinhando o jantar para nós dois. Então me recomponho para voltar e dizer ao meu ex que preciso ir embora.

Giro a maçaneta. Antes mesmo de abrir a porta, sei o que vou encontrar do outro lado.

Ele está parado no corredor com um olhar que beira o desespero, seu peito subindo e descendo com a respiração aflita. Caralho, nem eu sabia o quanto queria que meu ex estivesse ali. Ele segura meus ombros e me empurra de volta para o banheiro, trancando a porta. Antes que eu consiga pensar no que vai acontecer, ele se aproxima e beija a minha boca com vontade. É um beijo demorado, magnético. Um beijo do qual odeio admitir que senti falta.

Ele se afasta de mim, passando as costas da mão pela boca aberta e me encarando como se não conseguisse acreditar no que acabou de fazer.

— Desculpa — diz. — Eu não devia ter feito isso.

Ele coloca a mão na maçaneta, mas não posso deixá-lo ir embora. Pressiono a palma da mão contra a porta, sem olhar para ele. Se eu o encarar, sei o que vou fazer.

Então ele diz meu nome. Sua voz é baixa e cheia de desejo, e parece se comunicar com algo dentro de mim. Agarro o rosto dele com as duas mãos e enfio a língua na sua boca. Ele se joga em mim, retribuindo com tudo, suas mãos me percorrendo, reivindicando meu corpo. Nossa respiração chega a ser audível, e nos beijamos de um jeito intenso, empolgado.

ESTÍMULO INDIRETO DO CLITÓRIS

Ele me joga contra a parede e sinto sua ereção. Minha boceta lateja com a lembrança de como era senti-lo dentro de mim. Ele beija meu pescoço, e calafrios de prazer percorrem minhas costas. Agarro sua calça jeans, abrindo os botões e empurrando-a para baixo. Ele tira a cueca, e seu pau ganha vida. Enfio a mão por debaixo do meu vestido e me livro da calcinha, afastando-a dos meus pés com um chute no ar. Por um segundo, ficamos parados ali assimilando o momento, o erro que estamos cometendo.

Ele cospe nos próprios dedos e puxa meu vestido para cima, esfregando-os na minha boceta que a essa altura está mais do que pronta. Ele geme ao me sentir.

— Porra, como senti saudade disso — diz.

Passo o dedão pela boca dele. Achei que nunca mais ficaria tão perto de novo.

— Eu também.

E, com isso, ele mete devagar o pau em mim enquanto me pressiona contra a parede, me fazendo relembrar nossas transas. Puta merda. Eu tinha me esquecido como a sensação dele dentro de mim é perfeita. Suspiro profundamente quando ele mete tudo.

— Você é maravilhosa pra caralho — geme ele.

Minhas mãos passeiam pelo corpo dele, agarrando-o com o máximo de força possível, enquanto o pau dele entra e sai da minha boceta encharcada. Sempre que ele mete mais fundo em mim, uma onda de prazer percorre meu corpo, crescendo e quebrando no meu âmago, fazendo gemidos escaparem por entre meus lábios. Ele encontra meu ponto G com perfeição, cada movimento me deixando em euforia.

— A gente não devia estar fazendo isso — suspiro ao seu ouvido.

Meu ex mete com mais força. Levando uma mão ao meu pescoço, ele me enforca, e seria impossível sentir mais tesão do

88   *ESTE LIVRO VAI TE FAZER SENTIR*

que sinto agora. Minha respiração fica refém da sua mão; inspiro em busca de ar, mas ao mesmo tempo sinto que poderia viver sem isso. Ele alivia a pressão e respiro com força, recuperando o fôlego, o prazer tomando conta de mim enquanto o oxigênio volta ao meu corpo.

A bochecha dele está colada na minha, quente e macia.

— Nunca comi uma boceta tão gostosa quanto a sua — diz ao meu ouvido enquanto mete bem gostoso.

Eu não sabia que precisava ouvir essas palavras até ele dizê--las. É como se ele as tivesse usado para esfregar meu clitóris, como se eu pudesse senti-las dentro da minha boceta quente e molhada.

— Senti tanta falta do seu pau — sussurro em resposta, puxando-o para mais perto. Ele me agradece metendo mais fundo e tirando devagar, me deixando sentir todo o seu tamanho e a sua grossura.

Sinto cada centímetro da pica dele se esfregando em mim, e solto um gemido de prazer, desolada por não ter mais essa sensação na minha vida, por estar me comportando mal e por isso ser gostoso pra caralho.

Nós nos abraçamos, nosso corpo se fundindo completamente enquanto alcançamos o clímax do prazer. **Tremendo, meu corpo desaba sobre o dele quando chego ao orgasmo, sua mão indo até minha boca para abafar meus gemidos altos. Minha boceta se contrai ao redor dele, e sinto minha cabeça girar, tonta pela onda de energia.**

Ele goza dentro de mim, seu corpo estremecendo até parar, e continuamos ali de pé, contra a parede. Suados e confusos. Ele tira a mão da minha boca e me dá um beijo intenso, apoiando a testa na minha, reacendendo a velha chama.

ESTÍMULO INDIRETO DO CLITÓRIS 89

Nós nos recompomos e voltamos para a mesa um de cada vez. Pagamos a conta e nos despedimos na porta. Seguimos em direções diferentes.

Olho para trás enquanto ele vai embora, e vejo que ele se virou para me olhar também.

DICA 8
ESTÍMULO DIRETO DO CLITÓRIS

Para algumas pessoas, a estimulação direta pode ser o caminho perfeito rumo à euforia, então vamos falar sobre algumas técnicas que você pode testar durante a leitura do próximo conto. Caso seu clitóris seja sensível demais para receber toques diretos, você pode tentar tocá-lo por cima de um pano — como a calcinha ou um lençol. Mas não teste essa dica se você já sabe que toques diretos te incomodam. Em vez disso, sugiro que use a próxima história para explorar toda e qualquer parte do seu corpo, como mencionei na página 36.

Você pode usar as técnicas a seguir logo acima do clitóris, permanecendo no capuz, ou pode afastá-lo e tocar o clitóris diretamente (é por isso que conhecer a própria anatomia é tão útil).

DJ

A gente costuma brincar que é desse jeito que os homens tentam nos dar prazer (talvez você já tenha visto os TikToks), mas, quando se usa essa técnica da forma correta, ela pode de fato funcionar. Use três ou mais dedos unidos e esticados e esfregue o clitóris para frente e para trás ou fazendo gestos circulares. Com lubrificantes, o efeito é melhor ainda. Você pode acelerar ou diminuir o ritmo e mudar a quantidade de pressão que aplica, dependendo do que gosta.

JOYSTICK

Com um ou dois dedos, esfregue o clitóris ou o capuz com movimentos para cima e para baixo, de um lado para o outro ou circulares. Você pode mudar o ritmo e a pressão, ir rápido ou devagar, usar mais força ou ser mais delicada. Essa técnica também funciona muito bem com lubrificação — quanto mais, melhor!

NÚMERO OITO

Como nos métodos anteriores, usando lubrificante e um ou dois dedos, faça o contorno do número oito. Você pode mudar a pressão e a velocidade em certas voltas. Busque entender também a posição do oito que funciona melhor para o seu prazer. Você está movendo o dedo ao redor do clitóris ou passando por cima dele?

A maioria das técnicas de contato direto envolve dedos, vibradores ou fricção com objetos variados — a questão é descobrir o que funciona para você. Os principais pontos a serem observados são: pressão, velocidade e estilo de movimento. Sugiro que você fique à vontade e siga um estilo livre depois de testar as técnicas básicas. Misture todas, aumente ou diminua seus círculos e movimentos, dê batidinhas de leve, pressione com vontade, vá bem devagar, acelere — tente de tudo.

OBSERVAÇÃO: *Apesar de eu ter dito para acelerar, ir mais rápido nem sempre é a melhor opção quando você está buscando um orgasmo — muitas vezes, atingimos um nível maior de prazer se seguimos uma velocidade lenta e constante. Para a maioria das* *pessoas, ritmo e consistência combinam bem com o prazer, então, às vezes, usar uma variedade muito grande de técnicas pode atrasar o orgasmo ou afastá-lo por completo. Gestos repetitivos com um ritmo estável costumam dar mais certo — então, se quiser testar um pouco de tudo, vá com calma para não acabar se frustrando.*

ELA E O MEU NAMORADO

TEMPO DE LEITURA
< 7 minutos

A COMPANHIA É
Mente aberta e sexy

LISTA DE SAFADEZAS
☑ Masturbação
☑ Estímulo do clitóris/dedadas
☑ Cunilíngua
☑ Boquete
☑ Estímulo dos mamilos
☑ Penetração vaginal
☐ Estímulo anal/da bunda
☐ Tapas
☑ Brinquedos eróticos
☐ Asfixia
☐ BDSM

94 ESTE LIVRO VAI TE FAZER SENTIR

O burburinho caloroso atiça meus ouvidos enquanto balanço os pés em um banco alto, esperando meu namorado chegar. O lugar é escuro e tem certo clima sensual, com as luzes alaranjadas sob o bar criando uma atmosfera sexy — e foi exatamente por isso que o escolhemos.

Sempre tive curiosidade sobre relacionamentos abertos. Como eu me sentiria sabendo que o meu namorado comeu outra mulher? Ando remoendo essa ideia ultimamente, e ela foi se transformando em: *E se ele comesse outra mulher... enquanto eu assisto?* Quando me masturbo, penso em como seria assisti-lo com outra. Penso nele olhando para mim com o pau na boceta dela, a mulher gemendo alto porque é uma delícia tê-lo ali. Sei que ele é bom nisso. O pau dele é o melhor que já tive o privilégio de ter dentro de mim; seria um desperdício não o compartilhar. Ele é grande e um pouco curvado, e todo mundo sabe que é exatamente assim que se chega ao ponto certo.

Alguém aperta meu ombro, causando um arrepio maravilhoso pelas minhas costas. Meu namorado me olha e me cumprimenta com um beijo e um sorriso antes de ocupar o banco ao meu lado. Ele engole em seco de nervosismo, mas seus olhos estão alertas. Dá para ver que está empolgado.

Poucos minutos depois, nós a vemos. Ela está sentada do outro lado do bar, se apoiando no balcão de um jeito sedutor e despreocupado, a parte de cima dos seios à mostra. Passa a mão pela beirada do copo e projeta de leve os lábios. Meu namorado e eu nos olhamos. Respiro fundo e concordo com a cabeça. Ele pega a minha mão e vamos até lá dizer oi, o coração entalado na garganta.

A mulher nos espera. Esse é um encontro para ver se temos química. Se tudo der certo, nós três podemos ir para casa juntos

ESTÍMULO DIRETO DO CLITÓRIS

hoje. Ela levanta para dar oi, sua bunda se esfregando pelo banco do bar ao fazer isso. É uma mulher linda, parece essas pessoas famosas do Instagram, e usa um vestido que acentua suas curvas. Quando me dá um abraço, sinto seu perfume: é doce e delicioso. Então ela abraça meu namorado. Minha boceta chega a latejar.

— Vocês formariam um casal muito gostoso — digo, sem conseguir me controlar.

Meu namorado abre um sorriso meio envergonhado, mas ela solta uma risada despreocupada, jogando o cabelo para trás com uma das mãos. Ela olha diretamente para ele, depois para mim.

— Você é uma mulher de muita sorte — afirma ela, umedecendo os lábios de leve.

Já me rendi.

Meia hora depois, estamos os três espremidos no banco de trás de um táxi. Ela está no meio — suas coxas expostas pressionam as nossas. Ela pega uma das minhas mãos, depois uma das dele e as coloca no seu colo quente. É como se uma corrente de energia elétrica atravessasse nosso corpo.

Quero dizer para ele dar um beijo nela, mas o taxista escutaria. Em vez disso, encontro o olhar do meu namorado e articulo isso com a boca, sem emitir som. Ele arqueia as sobrancelhas. Este vai ser o primeiro passo rumo à perdição. Quem sabe o que vai acontecer depois? Ele respira fundo e se aproxima, virando o rosto dela em sua direção, e a beija com vontade. Porra. Sinto os lábios da minha boceta inchando.

Nós entramos e eu a guio até o quarto. Sento e apoio as costas nos travesseiros — os dois estão na outra ponta da cama, próximos um do outro. Meu namorado me olha para confirmar se quero mesmo que ele faça isso. Assinto, tomada por desejo. A essa altura, não só *quero* que ele a toque, eu *preciso* disso. Ele engole em seco.

— Tira a roupa pra mim — pede à mulher.

Ela se levanta e obedece. O olhar dele jamais a abandona enquanto ela afasta, devagar, as tiras do vestido dos ombros e o deixa cair de forma hipnotizante no chão. Está usando uma lingerie de renda vermelha, o sutiã é tomara que caia. O desejo no olhar dele depois de analisar o corpo quase nu dela me deixa com um tesão que nunca senti antes. Estou eufórica por ele.

Ela leva as mãos às costas devagar e abre o sutiã. Seus mamilos se contraem assim que ficam nus. Ela joga o sutiã longe e caminha em na direção do meu namorado, até sua virilha ficar bem na frente da cara dele. Ele agarra a bunda dela e a traz para mais perto, inalando seu perfume. Percebo que meu namorado está desinibido e isso me deixa louca de tesão.

Ele puxa a calcinha dela para baixo e beija suas coxas, fazendo-a gemer de leve enquanto a provoca. Salivo ainda mais quando o vejo beijando a boceta dela. Ele passa a língua ao redor do clitóris e coloca uma das mãos entre suas pernas, enfiando dois dedos em sua boceta. A mulher está ofegante de prazer enquanto meu namorado segue metendo os dedos nela.

Estou com tanto tesão que não aguento mais. Pego um pequeno vibrador na gaveta da minha mesa de cabeceira, afasto a calcinha e o posiciono entre as pernas. Estou fervilhando de desejo e prazer. Meu namorado olha para mim.

— O que eu faço com ela agora? — pergunta.

Não é que ele não tenha ideias, mas sabe que adoro dar ordens.

— Toca os peitos dela — respondo.

Ele desliza as mãos com firmeza pela cintura dela até os seios, e os segura, passando os dedos de leve pelos mamilos duros. Ela engole em seco e segura os ombros dele, seus dedos afundando na pele. Ela o empurra para a cama e monta nele, que logo abre

ESTÍMULO DIRETO DO CLITÓRIS

o cinto entre as pernas dela e puxa o pau ereto para fora da calça. Vê-la arregalando os olhos para o pau do meu namorado me faz estremecer enquanto pressiono o vibrador entre as minhas pernas. Prendo a respiração, ansiosa para ver o momento em que ele a penetrará.

— Porra, como você é grande — diz ela, com os olhos brilhando de desejo.

Ela se levanta e se move um pouco, a fim de colocar o pau dele na boca. Não consigo me controlar e solto um gemido baixinho atrás dos dois enquanto ela o chupa inteiro.

Meu namorado estica uma das mãos para mim, me chamando. Engatinho até lá e dou um beijo apaixonado, de cabeça para baixo, enquanto ele geme na minha boca. Olho para ela — o fato de eu o estar beijando ao mesmo tempo que ela chupa seu pau me faz querer gritar de prazer.

Interrompo o beijo de repente, porque quero que os dois continuem sozinhos. Como se tivesse escutado meus pensamentos, ela para de chupá-lo, levanta e dá a volta pelo outro lado da cama até mim. Deita-se de lado, apoiando a cabeça no travesseiro, e me olha. Seus seios tocam o braço em que ela está deitada, e as curvas do seu quadril, bunda e cintura ficam mais destacadas. Sem entender aonde ela foi, meu namorado se senta.

— Fica atrás de mim — diz ela para ele. — Eu te quero assim.

Antes de obedecer, ele abre a gaveta da mesa de cabeceira e tira uma camisinha, rasgando a embalagem rápido e a deslizando pelo pau. Ele se deita atrás dela, afastando seu cabelo e passando a mão pelo seu braço. Os dois me encaram quando ele a penetra.

— Porra — geme ela quando ele a preenche, seus olhos ainda grudados em mim.

Sei como é sentir ele dentro de mim, como é gostoso e como ela deve estar se sentindo, o que torna tudo ainda mais excitante. Olho para ele — está agarrando a bunda dela, de olhos fechados, mordendo o próprio lábio. Faço círculos em volta do meu clitóris com o vibrador, pressionando-o de forma ritmada. Meus olhos se reviram conforme chego perto do meu limite — mas volto a focar no quarto, porque o que me dá tesão mesmo é observar os dois se movendo juntos, meu namorado metendo gostoso, o jeito como os peitos dela balançam com os movimentos, os gemidos deles e o cheiro de sexo. Não consigo parar de pensar que ele fica uma delícia quando está fodendo, porque nunca o vi por esse ângulo antes. A maneira como os músculos dos braços e da barriga se contraem enquanto seu pau sai dela antes de se enterrar de novo. Vejo que ele está quase gozando, seu rosto se contorcendo de concentração, o olhar que conheço muito bem. Ele abre os olhos e me encara enquanto mete nela repetidas vezes, a fazendo gemer de prazer. Mexo o vibrador mais rápido, me aproximando do orgasmo. **Ele goza, pulsando dentro dela, que geme com a sensação, me fazendo entrar em espiral com meu próprio clímax. Eu me contorço na cama, ainda de olhos abertos, assistindo aos dois juntos: ela e o meu namorado.**

Ficamos deitados ali na cama, ofegantes. Ela estica um dos braços para mim, e me arrasto até lá, me pressionando contra seu corpo nu, sentindo o calor de sua pele macia, sua boceta molhada encostando na minha perna. Atrás dela, meu namorado estica uma das mãos e acaricia meu rosto. Será que alguma coisa na vida vai me dar mais tesão do que isso?

DICA 9
O QUE FAZER QUANDO NADA "FUNCIONA"

A masturbação pode não levar a gente a lugar nenhum se não estivermos no clima adequado ou se negligenciarmos as coisas que cortam nosso tesão ou que nos excitam (veja a página 26). Há certas situações em que ela até causa algum efeito, mas não dá em nada, ou quase gozamos, só que a coisa não se concretiza — talvez por estarmos preocupadas demais em alcançar o orgasmo e nos frustrando, o que deixa nosso corpo tenso, ou porque simplesmente não estamos relaxadas o suficiente. A mente se conecta com o corpo.

Se em algum momento você tiver essa sensação de que nada está funcionando, sugiro três estratégias:

1. Use o exercício simples de respiração da página 59, seja enquanto se masturba, seja sem se tocar, até se sentir completamente relaxada.

2. Afaste as mãos da vulva e comece a acariciar seu corpo por alguns instantes para se reestabelecer.

3. Massageie sua barriga. Isso pode parecer esquisito, mas vou explicar. Às vezes, precisamos recuperar o foco e encarar o que estamos fazendo de outra forma. Uma das coisas mais aleatórias que descobri na minha jornada é que, se eu respirar fundo e fazer gestos circulares na minha barriga, logo acima

do monte pubiano, o prazer volta a aumentar e consigo me recompor. Essa técnica funciona ainda melhor se você estiver usando um vibrador. Com uma das mãos, segure o vibrador contra o clitóris, enquanto usa a outra para massagear a barriga. Não sou cientista, mas isso ajuda bastante a diminuir o fluxo de pensamentos e se concentrar nas sensações que surgem na região pélvica! Por que não tentar durante o próximo conto, mesmo que tudo esteja "funcionando", só para diminuir o ritmo? Depois, quando voltar a se tocar diretamente, talvez isso ajude você a se conectar de verdade com o seu prazer de novas formas.

TESÃO DE LUXO

TEMPO DE LEITURA
< 7 minutos

A COMPANHIA É
Rica

LISTA DE SAFADEZAS
☐ Masturbação
☑ Estímulo do clitóris/dedadas
☑ Cunilíngua
☐ Boquete
☐ Estímulo dos mamilos
☑ Penetração vaginal
☐ Estímulo anal/da bunda
☐ Tapas
☐ Brinquedos eróticos
☐ Asfixia
☐ BDSM

Ele pega a minha mão; sinto o calor da sua palma pressionada à minha. A pele dele não é macia, mas lisa e firme.

Ele está me ajudando a sair do elegante carro preto que mandou para me buscar — algo que nunca havia acontecido comigo antes. Uso um vestido preto com decote halter, o ar frio da noite bate agradavelmente nos meus ombros expostos. Por algum motivo, estar perto dele aguça todos os meus sentidos.

Ele me leva para o restaurante.

As pessoas ao redor nos olham quando passamos. É inevitável. Meu acompanhante, Eric, tem os traços de um viking moderno: mandíbula bem-desenhada, nariz definido, olhos atentos e estreitos que lhe dão um ar onisciente. Ele está chique, usando trajes formais, a camisa de marca de luxo fica esticada sobre seus músculos, e até seu cheiro é luxuoso: baunilha, com um toque de cedro.

Somos levados a uma mesa num cantinho aconchegante. Ele apoia os cotovelos na toalha branca, entrelaça os dedos, e me encara com aqueles olhos atentos, me deixando hipnotizada. Então me pergunta sobre a galeria — onde nos conhecemos —, e, quando percebo, já estamos imersos em uma conversa, falando sobre tudo e nada ao mesmo tempo. A sensação de falar com ele é como entrar em um castelo com infinitos cômodos, cheio de ideias e segredos interessantes que desejo explorar. Assim que saio de um cômodo, quero logo seguir para o próximo, impaciente. Sua voz é calma e grave, fazendo as palavras vibrarem.

O garçom aparece várias vezes para perguntar se queremos fazer o pedido. Sem nem olhar o cardápio, Eric diz que vamos provar a lagosta e o caviar. Nunca comi nada disso. Quantos novos sabores vou experimentar hoje? A comida derrete na minha boca. Embaixo da mesa, a perna dele esbarra na minha sem querer. Me sinto como uma raposa no meio da estrada: alerta, esperando o próximo movimento.

O tempo passa rápido, e quando me dou conta estou de volta ao elegante carro preto, dessa vez com ele ao meu lado. Ele beija as costas da minha mão com firmeza. O toque de seus lábios na minha pele faz percorrer um arrepio que irradia do meu braço para o resto do corpo. Ele passa um dos braços ao redor dos meus ombros e me puxa para perto. Com a proximidade, sinto o aroma de couro e de algo levemente defumado, como se ele tivesse literalmente saído de um romance antigo. Escuto seu coração batendo em um ritmo lento, estável.

Devagar, ele segura meu queixo com o dedão e o indicador, virando meu rosto em direção ao dele. Penso no quanto quero lamber aquele maxilar firme, quadrado. Então ele se inclina e me beija — não é o primeiro beijo suave que eu esperava, mas é apaixonado e curioso. Sua língua explora a minha boca: primeiro diminui o ritmo e depois envolve a minha, ele me prova, enquanto eu o provo de volta. A mão que estava no meu queixo vai para o pescoço e meu coração acelera. Se antes eu me sentia como uma raposa, agora me sinto um coelhinho vulnerável nas mãos desse viking sanguinário. O beijo fica mais intenso, mas somos interrompidos. O carro parou. Deixo escapar um gemido de frustração, e ele ri baixinho.

Paramos diante de uma mansão antiga, imponente, pálida como um fantasma entre as grandes árvores que borram as luzes da rua. Eric sai do carro, o observo dando a volta para abrir a porta para mim. Meu coração acelera ainda mais. Assim como antes, ele pega minha mão, e saio para o ar frio da noite.

Eric abre a porta da frente da mansão e entramos em um hall pouco iluminado, o som de nossos passos ecoa. Uma larga e majestosa escadaria serpenteia entre as vastas paredes, os corrimões dourados brilhando sob a luz de um candelabro resplandecente pendurado no teto. Eu sabia que ele era rico, mas não imaginei que fosse tanto assim.

Ele me guia pela escada, ainda segurando minha mão. Nós paramos na frente de uma grande porta off-white e ele se vira para mim. Em um movimento rápido, Eric me pega em seus braços e empurra a porta com um chute. Conforme meus olhos se ajustam à pouca luz, vejo que estamos em um quarto moderno, elegante, que destoa do restante da casa. Ele me coloca na cama tamanho king rebaixada. O colchão cede sob o meu corpo e sinto a maciez luxuosa dos lençóis caros, que deslizam ao meu toque enquanto tento me acalmar. Percebo que não falamos nada desde o restaurante — nossas bocas e mãos tomaram o lugar das palavras. O silêncio entre nós ganhou uma energia tangível, há uma atração palpável entre a gente.

Ele dá um passo para trás e começa a tirar a roupa lentamente diante de mim.

Abrindo a camisa devagar, um botão de cada vez.

Deixando-a cair no chão, a bagunça parecendo uma obra de arte no quarto limpo.

Ele desafivela o cinto e o tinido do metal quebra o silêncio. O couro se arrasta pelos passadores da calça, percebo o toque da tira grossa entre suas mãos e o barulho do cinto quando também aterrissa no chão.

Abro a boca e sinto a saliva se acumulando ao redor da minha língua enquanto o assisto. A luz que entra pela janela ilumina os músculos do seu torso. Estou desesperada para passar as mãos no seu corpo definido, mas é Eric que está no comando.

Depois de tirar a calça, sobra apenas uma cueca justa que não deixa qualquer margem para a imaginação.

Ele chega mais perto e para na minha frente, seu pau duro pressionando o tecido, bem diante do meu rosto. O nervosismo faz minha garganta coçar em antecipação. Levo as mãos até a cueca e a puxo para baixo. O pau dele pula para fora, a postos e pronto para o que vier. Ergo o olhar e ele concorda com a cabeça.

Seguro seu pau duro com as duas mãos, mas, quando estou prestes a colocá-lo na boca, Eric me agarra e me empurra mais para cima da cama. Meu coração perde o compasso, disparando de adrenalina com a mudança de planos. Ele puxa minhas roupas, e o ajudo a tirá-las até sobrar apenas a calcinha de renda, que desliza cuidadosamente pelas minhas coxas e panturrilhas até cair no chão com o som de um suspiro. Seu olhar percorre meu corpo nu, paira sobre as partes que ele ainda não tinha visto, se demorando nos meus mamilos e nas curvas do meu quadril.

Com os joelhos, ele abre caminho entre as minhas pernas. Minha respiração está ofegante, e minha boceta, desesperada pelo seu toque.

Ele começa pelos meus pés. Fecho os olhos e aproveito o momento, sinto seus lábios subindo pelas minhas pernas macias até alcançar o interior das minhas coxas, beijando, lambendo e dando mordidinhas suaves. Ele está tão perto, mas tão longe... Minha pulsação acelera, é como se meus ouvidos fossem caixas de som vibrando com o ritmo de um baixo. Ele aperta a minha bunda, me puxa para mais perto dele e beija minha boceta com vontade. Sua língua gira e ele chupa meu clitóris, subindo e descendo na parte interior dos meus lábios com movimentos firmes, deliciosos. Sinto um calor crescer por todo o meu corpo, fazendo minhas bochechas e meu peito corarem. Agarro o cabelo dele com as duas mãos e o seguro o mais perto de mim possível.

Ele enfia dois dedos dentro de mim, e me dou conta de como estou molhada. Puxo o ar com força. Gemidos começam a escapar da minha boca, e ele geme também, ressoando dentro de mim, causando uma sensação de vibração. Estremeço com o som que irradia pela minha pele. Minhas coxas se arrepiam.

Estou quase chegando ao clímax, mas de repente ele para e se senta. Olho para ele e vejo seu pau pronto para entrar em mim. Ele rasga a embalagem de uma camisinha e a coloca, com um movimento fluido e gracioso. Depois, se debruça sobre mim para ficarmos cara a cara e com as virilhas coladas, e me dá um beijo intenso, sua língua domina minha boca. Ele roça os dedos na minha boceta molhada, e então enfia o pau bem fundo em mim. Enquanto mete, morde meu lábio, sentindo meu gemido de prazer preencher sua boca.

A cada movimento que ele faz, faíscas de eletricidade percorrem meu corpo, da minha boceta até a cabeça. Meus olhos buscam algo em que me segurar. Finco minhas unhas nas costas dele e o ouço soltar um gemido que vem do fundo de sua garganta. Mordo seu ombro enquanto ele pressiona meu ponto G, sentindo que a cada segundo me descolo mais da realidade. Ele agarra minhas mãos e as coloca acima da minha cabeça, me deixando imóvel e sob seu controle.

O toque se torna mais forte e o ritmo fica mais controlado, com a energia que cresce entre nós nos aproximando do orgasmo. Enrosco as pernas ao redor do seu quadril. Ele mete mais fundo, se curva para sair, e repete o movimento de novo, de novo e de novo. Abro os olhos e fito seu lindo rosto

O QUE FAZER QUANDO NADA "FUNCIONA"

de viking. Nós dois estamos quase lá, olhando nos olhos um do outro, fazendo um pacto silencioso de que vai acontecer ao mesmo tempo. E então...

Gozamos juntos, meus gemidos se misturando aos grunhidos dele conforme o peso do seu corpo úmido e musculoso cobre o meu.

Nós dois ficamos deitados, molhados de suor e fluidos, nos abraçando. Nosso peito sobe e desce no ritmo da nossa respiração, tentando voltar ao normal. Ele me aperta, espalhando beijos por minha testa e meu rosto, antes de ambos cairmos satisfeitos no sono.

DICA 10
INVISTA EM BRINQUEDOS ERÓTICOS

Experimente usar brinquedos eróticos. Por favor. *Por favor.*

Pode parecer óbvio, mas não é. A quantidade de gente que não explora parte alguma do mercado de brinquedos sexuais pode ser surpreendente. Muitas pessoas acham que eles não deveriam ser necessários, ou que usá-los significa ter algum problema ou ser insuficiente. Não é nada disso! Imagino que pensemos assim por diversos motivos. Por exemplo: há anos, os filmes e a pornografia nos mostram mulheres gozando com facilidade apenas por penetração, dando a impressão de que transar sem nenhum tipo de acessório é o "normal". Além disso, muitos parceiros costumam ter medo de que brinquedos eróticos tomem seu lugar, e há o fato de que nunca aprendemos sobre o prazer feminino — e muitos brinquedos são criados especificamente com essa finalidade. Para dificultar ainda mais a situação, às vezes, pela maneira como são vendidos, fica parecendo que são feitos apenas para as pessoas que gostam de aventuras sexuais, fetiches, swing. Só tenho uma coisa a dizer sobre o assunto: brinquedos eróticos atendem a todos os públicos.

Se você estiver começando do zero, procurando ocupar aquela gaveta vazia da sua mesa de cabeceira, a grande e variada gama de brinquedos eróticos pode ser intimidante. Talvez você esteja em dúvida do que testar primeiro, ou do que vai funcionar para o seu corpo. Então vamos pensar no jeito como você gosta de se dar prazer. Gosta de estimular o clitóris? Se sim, pode ser interessante começar com um vibrador bullet básico. Esse foi o meu primeiro brinquedo erótico e é perfeito para iniciantes. Pequeno, discreto, silencioso e funciona quase como o seu dedo — se seu dedo vibrasse em uma velocidade altíssima. Outra grande vantagem desse modelo é que ele tem preços mais acessíveis para quem ainda está conhecendo o mercado.

Você gosta muito de penetração? Então talvez seja legal explorar estimuladores do ponto G. Esses brinquedos podem ser inseridos na vagina e alguns modelos vêm com função vibratória, que podem ser extremamente prazerosas, apesar de nem todo mundo sentir a mesma coisa. Você também pode comprar dildos maravilhosos de vidro ou algo mais parecido com um pênis — ambas as alternativas oferecem aquela sensação de "preenchimento" que talvez interesse pessoas pouco sensíveis a vibrações internas.

Você é fã de sexo oral? Pensando nisso, mentes brilhantes desenvolveram a tecnologia do sugador de clitóris! Esse brinquedo cria uma pequena compressão de ar ao redor do clitóris ao entrar em contato com a pele. A sensação de sucção imita... alguém chupando! É surpreendentemente bom, confie em mim.

Você gosta de estímulos no clitóris e penetração ao mesmo tempo? Um vibrador de duplo estímulo talvez seja o ideal. Eles podem ser inseridos na vagina e têm uma parte externa que se encaixa sobre o clitóris para aumentar o prazer. Esses vibradores me enlouquecem, por isso, tenho sempre um por perto. Quer um exemplo de como uma mesa de cabeceira pode ser divertida? Segue uma lista dos meus apetrechos básicos:

- Pequeno vibrador para estímulo clitoriano — para explorar minha vulva e meu clitóris.

- Vibrador rabbit/de duplo estímulo — para quando quero mergulhar em todas as sensações possíveis.

- Vibrador varinha mágica — o melhor brinquedo para um estímulo clitoriano absurdo, em potência máxima.

- Lubrificante (à base de água) — para usar com brinquedos e camisinha.

- Óleo — para automassagem.

Brinquedos eróticos são deliciosos e podem aumentar muito o prazer. Mas um aviso: às vezes, eles tornam tudo fácil demais. Para aproveitar ao máximo seus brinquedos, vá com calma, use lubrificante e teste as diferentes configurações do brinquedo (se houver). Também vale testá-los em diversas posições e locais. Muitos deles são resistentes a água (verifique sempre a embalagem) e, por isso, um ótimo acréscimo a banhos relaxantes. Tente primeiro as configurações mais fracas do vibrador para ir gerando prazer, sem pressa. Por fim, um pouco antes de gozar, tente afastá-los para criar um clímax mais demorado e intenso — também veja minha dica sobre *edging* (página 186).

OBSERVAÇÃO: *Invista em produtos de boa qualidade, feitos de materiais seguros para o corpo, como silicone de grau médico. Se não conseguir encontrar essa informação na embalagem, pergunte para um vendedor ou entre em contato com o atendimento ao cliente. Evite materiais como jelly, borracha ou silicones de qualidade inferior, que podem ser nocivos para o corpo e o equilíbrio do pH.*

VIGIADA

TEMPO DE LEITURA
< 7 minutos

A COMPANHIA É
Feminina

LISTA DE SAFADEZAS
☑ Masturbação
☑ Estímulo do clitóris/dedadas
☐ Cunilíngua
☐ Boquete
☑ Estímulo dos mamilos
☑ Penetração vaginal
☐ Estímulo anal/da bunda
☐ Tapas
☑ Brinquedos eróticos
☐ Asfixia
☐ BDSM

Enquanto tiro a roupa para tomar banho, olho pela janela que ocupa a parede inteira. Reparo superficialmente a agitação na rua estreita lá embaixo e percebo também minha vizinha, sentada no quarto que fica bem de frente para o meu, a seis metros de distância. É engraçado como morar em um arranha-céu oferece um panorama do interior dos prédios em frente ao seu. É provável que eu saiba mais sobre a rotina dessas pessoas do que a dos meus amigos. Frequentemente vejo essa vizinha trocar de roupa de manhã. Não olho de propósito, mas é difícil evitar. Acho o corpo dela tão... sedutor, especialmente os peitos — seus mamilos parecem sempre duros — e os pelos pubianos, que ela não depila.

Estou nua agora, então pego minha toalha e saio do quarto em direção ao banheiro, sem me dar conta de que também posso estar sendo vigiada por ela.

Quando volto para o quarto, cheirando ao perfume doce do hidratante, minha pele se arrepia de repente. Sinto aquela sensação inexplicável de estar sendo observada. Por instinto, olho para a minha enorme janela e — em choque — vejo que minha vizinha continua no quarto. Ela está sentada na cama com as pernas cruzadas virada de frente para a própria janela, está usando um robe rosa-claro de seda e olha bem na minha direção. Uma onda de adrenalina percorre meu corpo. Devo tê-la visto um milhão de vezes, mas nosso olhar nunca havia se cruzado. Fico em pé, encarando-a de volta, sem conseguir me mexer. Ela sorri. Meu coração dispara. Seu sorriso quer dizer "oi", ou alguma outra coisa?

Como se me respondesse, ela morde o lábio com um ar sedutor. Ela está me dando mole. De repente, me torno mais ciente do meu corpo sob a toalha e a excitação toma conta de mim. Sinto minha boceta latejar. Seu olhar abandona o meu e começa a descer, devagar, passando pela toalha, como se me pedisse para tirá-la. Sinto uma vontade louca de obedecer, deixar o tecido cair no chão e me expor. Pode ser que ela não esteja pedindo nada disso, lógico. Se eu estiver errada, vou ficar com tanta vergonha que talvez precise me mudar. Seus olhos voltam a encontrar os meus — ela inclina a cabeça para o lado e levanta as sobrancelhas. Sua expressão com certeza é de expectativa, quase impaciente. Minha boceta lateja ainda mais. Respiro fundo e solto o ar devagar.

Deixo a toalha cair.

Seu olhar paira primeiro sobre meus pés, passa pelas minhas panturrilhas e coxas, percorre o monte acima da minha boceta, depois minha barriga e cintura, e então param nos meus seios. Automaticamente, levo as mãos até eles para segurá-los, sem saber direito o que estou fazendo, ou qual o próximo passo. Mas o tesão faz os lábios da minha boceta vibrarem. Meus seios pesam nas minhas mãos, macios e firmes em meus dedos. A vizinha dá um sorriso de canto de boca, e sinto meus mamilos endurecerem. Olho para os seios dela, escondidos sob o robe. O tecido molda seus mamilos também duros, o material se prendendo a ela com energia estática. Sinto minha boca salivar enquanto admiro seu corpo. Todas as vezes que a observei antes, foram por olhares escondidos; agora, pela primeira vez, tenho a oportunidade de fitá-la pelo tempo que quiser.

Ela descruza as pernas, revelando a parte interna das coxas pela abertura do robe, preso pela faixa de seda com um nó fraco. Quero que ela o tire, mas isso não acontece. Ela continua me observando enquanto sigo para minha cama e me deito sobre os travesseiros, a encarando. Meus mamilos duros pressionam minhas palmas, e, seguindo meus instintos, começo a apertar meus seios, valorizando sua maciez. Passo os dedos pelos mamilos, beliscando e puxando conforme sinto o olhar dela fazer cócegas na minha pele. Por algum motivo, saber que ela está me observando, pelada, me faz querer dar um show.

Passo um dedo entre os seios e desço devagar até minha boceta, me causando um arrepio de prazer. Vejo os ombros dela se inclinarem para a frente. Ela quer ver mais.

Não paro para questionar meu próximo passo. Estou entregue agora, sendo guiada tanto pelo que eu quero fazer quanto pelo que acredito que ela quer ver. Da mesa de cabeceira, tiro um dildo de vidro e um lubrificante. Levanto o brinquedo para que ela o aprove, a adrenalina domina meu corpo. Seu rosto parece brilhar de empolgação. Ela concorda com a cabeça, e a vejo passar a língua pelos lábios. Eu me apoio nos travesseiros, coloco um pouco de lubrificante na mão e a movo lentamente até a minha boceta, sem deixar que ela veja o que quer logo de cara. Então abro bem as pernas e começo a massagear minha boceta já molhada. Pego o dildo e o passo ao redor dos meus pequenos lábios, esfregando o clitóris com a outra mão lubrificada. O prazer irradia pelo meu corpo — é como se eu sentisse calor e frio ao mesmo tempo.

Ela olha diretamente para a minha boceta, o dildo em uma das minhas mãos e meu clitóris sob a outra. Paro meus movimentos e espero ela voltar a me olhar nos olhos. Quando nosso olhar se cruza, enfio o dildo em mim. Solto um gemido alto e me pergunto se ela consegue escutar. Quero que ela escute. Mexo o dildo para dentro e para fora, estimulando meu ponto G, e o material me preenche. Os olhos dela se fixam na minha boceta, hipnotizados, e sua boca está levemente aberta. Quero

INVISTA EM BRINQUEDOS ERÓTICOS 115

desesperadamente pôr meu mamilo na boca dela, e o fato de não poder fazer isso me leva a gemer ainda mais alto. Minha vontade só aumenta. E agora quero mais dela.

Levanto da cama e vou até a janela. Pressiono uma das mãos contra o vidro, enquanto a outra brinca com o dildo. Ela abre mais as pernas, e o tecido do robe escorrega das suas coxas. Vejo sua boceta, com os pelos escuros encaracolados, e não consigo desviar o olhar — perco o fôlego. Ela desliza uma das mãos entre as pernas e se toca. Meus batimentos aceleram ainda mais agora que ela está participando. Assisti-la brincando consigo mesma me deixa mais excitada do que eu imaginava. O tesão me faz queimar por dentro, e sinto minha boceta inchar sob minhas mãos. O rosto dela se contorce de prazer enquanto movimenta os próprios dedos sobre seu clitóris. Ela começou devagar, usando a lubrificação da boceta para esfregá-lo, mas, agora, está acelerando. Imito sua velocidade com o meu dildo, metendo rápido, usando a parte interna do pulso para roçar o clitóris ao mesmo tempo. Ela joga a cabeça para trás como se tentasse engolir um gemido, e o robe cai dos seus seios, deixando-os à mostra. Pontadas de prazer me percorrem enquanto chego cada vez mais perto de atingir o orgasmo. Mas, toda vez que me aproximo do clímax, interrompo meus movimentos, porque quero continuar olhando para ela. Quero que nós duas gozemos juntas.

Por um breve instante, meu olhar dispersa para analisar os arredores — há pessoas andando pela rua lá embaixo, cada uma cuidando da própria vida. Uma pessoa se abaixa para pegar o cachorro no colo. Vejo um casal tomando café da manhã em um apartamento do lado oposto da rua, um dando um pedaço de panqueca na boca do outro de um jeito fofo, mas idiota. Toda essa gente ao redor poderia a qualquer momento olhar para cima e ver uma de nós pelada e se masturbando. Fico empolgada com a possibilidade de mais pessoas olharem, de participarem. O casal podia começar a trepar, e eu assistiria o cara comendo a namorada em cima da mesa. Talvez um pedestre colocasse discretamente a mão dentro da calça.

Meu olhar se volta para a minha vizinha: a cabeça jogada para trás, seus dedos entrando e saindo da boceta encharcada. Observar a cena é gostoso pra caralho, e consigo perceber que ela está quase gozando. Me imagino sentindo o quanto ela está molhada, beliscando seus mamilos duros... Como seria se ela estivesse esfregando o meu clitóris, ou, melhor ainda, lambendo-o? Ela está ofegante e volta a me encarar, fixando os olhos nos meus. **Vejo sua boca abrir para deixar um gemido escapar, mergulho o dildo na minha boceta pela última vez e massageio meu ponto G, movendo meu quadril lentamente. Perco o foco quando me entrego ao clímax, tremendo. Meu corpo borbulha de prazer e solto um gemido alto.**

Volto a olhá-la, ainda sentada e ofegante, me encarando com os olhos arregalados e surpresos, como se também não conseguisse acreditar no que acabou de acontecer. Nunca imaginei que sentiria tanto tesão em ser vigiada. Ficamos nos olhando enquanto recuperamos o fôlego, ainda imersas no mundo uma da outra. E então ela fecha as pernas, se levanta e sai. Não a vejo mais. Mas continuo sentada, sorrindo para mim mesma. O que foi que acabou de acontecer?!

Quando me levanto, olho para baixo: o casal das panquecas está me encarando, sorrindo de boca aberta.

DICA 11
BRINQUE COM TEXTURAS E SENSAÇÕES

Quando se trata de sentir prazer, pequenas coisas causam um grande impacto. Texturas e sensações desempenham um papel importante em relação à satisfação pessoal. Usar brinquedos feitos de materiais como vidro, metal ou cristal, por exemplo, pode deixar a experiência ainda melhor. Eles são escorregadios, naturalmente gelados e duros, o que, por si só, causa uma sensação completamente diferente do que se sente com o toque dos dedos.

Pense também em outras sensações que pareçam gostosas — brincar com temperaturas variadas, por exemplo, pode ser uma experiência muito sexy. Se você tiver um brinquedo que não precise de bateria, como um dildo de vidro, pode colocá-lo na geladeira ou em uma tigela com água fria por alguns minutos e experimentar encostá-lo em áreas sensíveis logo em seguida. Em contrapartida, é possível colocá-lo em uma tigela com água quente para ter uma experiência diferente.

Além de usar brinquedos, você pode usar gelo, massageando cubos pelo seu corpo. (Só para registrar, não recomendo colocar um cubo de gelo no pênis de ninguém — já tentei fazer isso, e posso dizer com segurança que ele sentiu como se estivesse com o pau congelado.) Se você curtir algo mais caloroso, pode comprar velas próprias para massagem e pingar a cera pelo seu corpo. Enquanto se prepara para uma sessão de sexo solo com a próxima história, por que não experimentar?

OBSERVAÇÃO: *Nem preciso dizer que você deve usar o bom senso aqui, né? Não coloque brinquedos elétricos à bateria na água e nem na geladeira, e cuidado para não se machucar usando algo quente ou frio demais.*

O MESTRE

TEMPO DE LEITURA
< 7 minutos

A COMPANHIA É
Dominante

LISTA DE SAFADEZAS
☐ Masturbação
☑ Estímulo do clitóris/dedadas
☐ Cunilíngua
☐ Boquete
☑ Estímulo dos mamilos
☑ Penetração vaginal
☑ Estímulo anal/da bunda
☑ Tapas
☑ Brinquedos eróticos
☑ Asfixia
☑ BDSM

Eu sei por que ela veio aqui.

Para ela, a coisa mais sexy do mundo é que eu tire não apenas suas roupas, mas seu poder. Talvez até sua dignidade. Ela quer a adrenalina provocante de não saber o que vai acontecer depois de eu amarrá-la, ou quando estiver parado atrás dela segurando uma palmatória, ou com meu pau duro encostado na sua bunda. Ela está aqui porque quer ser dominada.

Penso em como ela parece pequena em comparação com a cama grande, na qual está sentada vestindo uma camisa larga e calça jeans, lendo o termo de responsabilidade, roendo as unhas de nervosismo ou empolgação — talvez as duas coisas. Ela assina o papel e o estica para mim, balançando o pé. Passo os olhos pelo documento — ela não riscou nada; quer experimentar de tudo. Eu dobro o papel e o guardo no cinto de ferramentas preso ao meu quadril.

— Quais são suas palavras de segurança? — pergunto.

— Âmbar para alerta. — Ela engole em seco. — Vermelho para parar.

Eu me aproximo até ficar em cima dela na cama.

— Você não esqueceu alguma coisa? — pergunto com frieza.

— *Mestre* — corrige-se rapidamente.

Ordeno que ela se levante. Dou uma volta ao redor dela e vejo seus ombros enrijecerem. Quando paro atrás dela, digo ao pé do seu ouvido que não gostei das roupas tão casuais e que ela nunca mais deve usá-las para me ver.

— Desculpa, mestre. — Ela se atrapalha com as palavras. — Não vai se repetir.

Solto o ar lentamente, me perguntando se aceito ou não esse pedido de desculpa. Desta vez, decido aceitar.

Fico em pé diante dela. Seu olhar está baixo, como a ensinei a fazer. Digo para levantar os braços. Tiro sua camisa. Ela não está de sutiã — a repreendo por causa disso também. Desta vez, a castigo, beliscando um mamilo, depois o outro. Ela pressiona os lábios de dor... e de prazer.

Ajoelho e abro sua calça: primeiro o botão, depois o zíper, e puxo o tecido para baixo, até chegar aos seus pés. Pressiono o nariz contra a calcinha, inspirando e expirando contra o tecido para que ela sinta minha respiração quente. Ela estremece um pouco. Pego uma tesoura no cinto de ferramentas. Uso-a para cortar as laterais da calcinha, o toque da lâmina gelada fazendo-a se retrair. O pano cai suavemente até o chão. Levanto e analiso sua nudez. Ela adora ser observada por mim; sei que ficaria parada aqui o dia todo, se pudesse.

Está na hora das amarras. Coloco algemas e tornozeleiras nela, e uma coleira para completar. Ordeno que ela fique de quatro, e ela obedece. Prendo uma corrente de metal pesada à coleira e a guio para o lado oposto da sala, onde digo a ela para se levantar, abrir as pernas e esticar os braços para os lados. Amarro a algema e as tornozeleiras nas correntes da grande cruz de madeira que fica na parede. Ela respira fundo, da forma que a orientei a fazer, mas sei que é também pela frustração. Ela quer meu toque.

Vou até o armário no canto do quarto e abro lentamente uma gaveta. O som a deixa louca de expectativa. Sinto seu olhar em mim, se perguntando qual instrumento vou escolher. Giro as bolinhas anais nas minhas mãos para que ela veja, então as guardo de novo. Hoje, não. Ergo uma chibata, analisando o item, e percebo que atrás de mim ela alterna o peso entre os pés, ansiosa. Mas não. Acho que vou escolher este: um chicote com longas tiras de couro saindo do cabo.

Ela fita o chicote com um ar assustado. Eu o passo lentamente pelo corpo dela, provocando-a, roçando o material em seus mamilos e no seu colo. Ela se remexe de cócegas e morde o lábio. Então chicoteio sua barriga, o som ecoa pelo quarto. Ela solta um gemido baixo. Eu alterno as chicotadas entre a barriga e as coxas. Ela geme de novo, fecha os olhos e joga a cabeça para trás — em direção à cruz —, expondo o pescoço.

Largo o chicote, que cai no chão com um baque, e os olhos dela se abrem no mesmo instante, me questionando em silêncio. Tenho certeza de que é porque ela não quer sair da cruz. Não pretendo soltá-la... ainda. Do meu cinto de ferramentas, tiro um frasco pequeno de lubrificante. Pingo um pouco em uma mão, guardo o frasco e esfrego as mãos, fazendo um som molhado. A boca dela se abre involuntariamente.

Paro na frente dela e passo meus dedos lubrificados na parte interna das suas coxas até chegar à boceta. Quando roço sua entrada, ela suspira. Belisco seus lábios com vontade.

— Você só pode respirar fundo — digo.

— Sim, mestre — responde ela.

Passo lentamente os dedos pelos seus lábios até o clitóris, fazendo movimentos circulares. Ela começa a gemer, sua boca se abrindo de novo — um convite. Enterro meus dedos na boceta molhada dela, desfrutando a sensação causada pela textura e das paredes aquecidas que se contraem com o meu toque — ela geme de novo. Tiro os dedos e os enfio na sua boca para silenciá-la. Ela os lambe, sentindo o próprio gosto. Adoro provocá-la — sei que ela quer que eu repita o que acabei de fazer, e é por isso que vou seguir para outra coisa.

Tiro do cinto de ferramentas um pequeno plug anal com base de diamante. Deixo que ela me observe chupando-o antes de levar minha mão para sua boceta. Esfrego o plug levemente nos seus lábios antes de passar para o cu. Seu corpo se abre para ele com facilidade e logo em seguida se contrai ao seu redor. Ela suspira, implorando para ser preenchida ainda mais.

Eu a solto das correntes e digo para ficar de quatro de novo. Ela engatinha ao meu lado enquanto a guio pela corrente até a cama. Puxo o metal para levá-la para o colchão, de barriga para baixo. Pego meu separador e prendo suas pernas para ficarem abertas e imóveis. Ela está magnífica assim; consigo ver o plug anal e a sua boceta molhada e brilhante.

Me ajoelho no espaço criado entre suas pernas abertas e esfrego sua bunda com uma das mãos. Sinto o corpo dela ficar tenso, esperando por um tapa. Em vez disso, uso a outra mão para pegar um vibrador pequeno. Quando aperto o botão e a vibração começa, vejo que ela remexe a cabeça, o rosto ainda virado para a coberta — ela ficou surpresa. Ótimo.

Enfio a mão debaixo dela, coloco o vibrador na sua boceta e imediatamente lhe dou um tapa forte em uma das nádegas. Ela suspiro. Repito. Seus gemidos estão ficando cada vez mais longos. Acaricio sua pele sedosa entre cada tapa, me afastando segundos antes de cada golpe, para que ela não saiba quando virão.

Apesar dos gemidos, a respiração dela permanece lenta e estável. Estou satisfeito. Nem sempre permito que ela receba o tratamento que está por vir. Apoio o vibrador no lençol, diretamente entre suas pernas, para que ela continue o sentindo. Levanto e começo a tirar a roupa. Deixo que ela ouça quando jogo a camisa no chão, soltando o cinto de ferramentas, e abro a calça. Solto-a do separador e me aproximo dela, encostando meu pau duro na sua bunda.

— Você está se comportando muito, muito bem — sussurro em seu ouvido. — E, por estar sendo tão obediente, acho que está na hora de eu te comer.

Ela se remexe embaixo de mim — essas são suas palavras mágicas.

Eu a coloco de barriga para cima e prendo as correntes da cabeceira da cama nas algemas, mantendo seus braços acima da cabeça. Mergulho meus dedos na boceta dela mais uma vez e depois os esfrego no meu pau duro. Apoio meu peso sobre ela, usando uma das mãos para esfregar meu pau no seu clitóris. Então, meto nela com uma estocada forte.

— Olha para mim — ordeno.

Ela obedece, satisfeita por finalmente ter permissão para olhar.

— Continua olhando — digo, penetrando-a de novo.

Ela apoia a cabeça no lençol e fecha os olhos de prazer. Agarro seu queixo.

— Se você parar de olhar de novo, vou te punir — rosno.

Ela concorda com a cabeça, se esforçando para não sorrir. Mantendo os olhos grudados nos meus. Desço a mão para seu pescoço. Não aperto, mas o seguro com firmeza, mostrando que posso fazer isso a qualquer momento.

Ela puxa as correntes que a prendem à cama. Sinto-a se contraindo ao redor do meu pau e sei que o plug anal está aumentando a intensidade do seu prazer. Aperto mais um pouco seu pescoço, forçando-a a lutar para respirar fundo do jeito que ensinei. **Mantendo o ritmo, me mexo, entrando e saindo sem parar, até o orgasmo a obrigar a gritar.**

Tiro meu pau e subo até seu rosto. Ela quer se deleitar com o próprio prazer, mas não é ela quem está no controle. Enfio meu pau na sua boca e ela o chupa, obediente.

— Quem é o seu mestre? — pergunto, passando as mãos pelo cabelo dela.

Tiro meu pau da boca dela, e vejo saliva escorrendo pelo seu queixo.

— O senhor.

Ela sorri.

Vou foder essa boca por mais cinco minutos antes de começarmos outra rodada.

DICA 12
EXPLORANDO POR DENTRO

Para muitas pessoas, explorar o interior da vagina significa estimular o ponto G, mas há diversas formas de gerar prazer lá dentro. Se voltarmos para nossa conversa sobre o "osso da sorte" do clitóris na página 20, você se lembrará de que falei que ele passa pelos dois lados da abertura vaginal. Isso significa que podemos sentir prazer tanto com inserções rasas quanto com as mais profundas. Explorar essa área utilizando a cabeça de um dildo de vidro, metal ou silicone e muito lubrificante pode ser realmente maravilhoso! Aqui vão algumas opções de estímulos rasos para você experimentar:

- Apoie de leve a cabeça do brinquedo na entrada vaginal.

- Mexa o brinquedo para a frente e para trás.

- Enfie e retire o brinquedo delicadamente.

- Curve-o de leve na entrada.

Cada uma dessas sugestões pode ser uma forma fantástica de provocar a si mesma e ir aumentando aos poucos o prazer. Se você quiser sensações adicionais, basta estimular o clitóris ao mesmo tempo.

Caso queira tocar seu ponto G, segue uma técnica básica para encontrá-lo com seus dedos. Mas saiba que pode ser mais difícil assim, então talvez seja melhor contar com o auxílio de um brinquedo. Inclinar o quadril para cima e/ou apoiar sua lombar em um travesseiro também pode ajudar — nesse caso, ajuste o travesseiro até encontrar a posição mais confortável para você.

1. Recomendo o uso de lubrificante para qualquer estímulo interno — cubra seus dedos com ele.

2. Insira os dedos na vagina e curve-os para cima em um gesto de "vem cá" para uma penetração mais profunda, massageando a parte superior ou frontal do "teto" da sua vagina. Você precisará fazer algumas tentativas antes de acertar, mas mover os dedos por essa área até encontrar algo prazeroso é a melhor forma de encontrar o ponto G — no geral, a textura ali parece mais áspera do que a dos arredores.

3. Agora que você está lá dentro e encontrou sua zona de prazer, pode tentar algumas estratégias diferentes:
   - Tateá-la com os dedos.
   - Curvar os dedos no gesto de "vem cá" e esticá-los de leve na direção do teto.
   - Posicionar a outra mão na região púbica e pressioná-la ao mesmo tempo que empurra lá dentro. Imagine que você está tentando encostar as duas mãos.
   - Mover os dedos em círculos, como se estivesse contornando seu canal vaginal.
   - Fazer um movimento de V com dois dedos, entrando e saindo.

Com todas essas táticas, experimente diversos ritmos, níveis de pressão e pontos onde explorar.

Não desanime se nada funcionar — encontrar esses ângulos por conta própria é MUITO difícil. Eu, por exemplo, raramente sinto prazer assim, mas muitas pessoas com vulva reagem a estímulos internos, então vale tentar e ver do que você gosta.

Usar um brinquedo (página 108) pode ser uma ótima forma de encontrar prazer interno, porque muitos deles são projetados para acertar essa zona do prazer, e, se você gosta de vibrações internas, eles podem ser tiro e queda. Depois de inserir o brinquedo, você pode movê-lo para cima e ao redor para encontrar a área que causa aquele frisson. Pessoalmente, gosto de usar o brinquedo em um movimento parecido com o gesto de "vem cá" para sentir o máximo de prazer.

Espero que você se sinta inspirada a experimentar alguma dessas técnicas durante o próximo conto erótico. Porém, caso tenha certeza de que explorar lá dentro não é a sua praia, escolha outra dica para testar!

MEU DEMÔNIO

TEMPO DE LEITURA
< 10 minutos

A COMPANHIA É
Assustadora

LISTA DE SAFADEZAS
☐ Masturbação
☐ Estímulo do clitóris/dedadas
☐ Cunilíngua
☐ Boquete
☐ Estímulo dos mamilos
☑ Penetração vaginal
☐ Estímulo anal/da bunda
☐ Tapas
☐ Brinquedos eróticos
☑ Asfixia
☑ BDSM

Sinto seu olhar na minha nuca de novo. Minha pele se arrepia com a sensação de suar frio.

Estou em uma festa, dançando na sala da casa, as batidas do baixo reverberando pelo meu corpo. Sempre que olho, ele está lá, me observando. Não o conheço, mas foi a mesma coisa a noite toda.

Sinto um calafrio. Saio da sala para pegar outra bebida e me afastar dele. Na cozinha, reviro a bagunça de garrafas e copos em busca de vodca e algo para fazer uma mistura. Bebo um pouco do drinque, mas ficou forte demais, e minha garganta arde. Tiro os olhos do copo, quase esperando dar de cara com o desconhecido me encarando, mas a cozinha permanece vazia. Eu devia estar aliviada. Um grupo de pessoas passa falando alto e rindo, cambaleando em direção ao quintal. Eu devia ir com elas, mas estou perdida nos meus pensamentos. Será que estou um pouco decepcionada por ele não ter vindo atrás de mim? Descarto essa ideia. É lógico que não, ele parece ser um psicopata.

Volto para a sala com o meu copo novamente cheio. Olho ao redor, para os corpos se remexendo, e não o encontro. Meu estômago revira um pouco. Estou sentindo falta da atenção dele. Mas também estou aliviada, não? Acho que sim. Então me perco mais uma vez na música, mexendo o corpo, seduzindo o ambiente.

E é quando escuto algo, como um sussurro ao meu ouvido:

— Saia daqui.

Sinto um arrepio. Dou uma conferida ao redor, meus olhos arregalados pelo choque. Isso foi real, ou só estou bêbada? Acho que não bebi tanto assim, mas ouvir vozes é um óbvio sinal de que é melhor parar. Meu coração está disparado, batendo rápido

EXPLORANDO POR DENTRO 131

e forte. Olho para os meus amigos — estão todos dançando sem um pingo de preocupação.

— Saia daqui agora.

Eu me arrepio inteira, minha cabeça está latejando tão alto quanto o baixo na sala. Que porra está acontecendo comigo? Os meus olhos percorrem todo o ambiente em busca de algo que explique aquilo.

E, então, eu o vejo, esperando na porta. Nós trocamos olhares por um milésimo de segundo, e noto um brilho âmbar, como uma chama bruxuleante. Ele se vira e segue em direção à cozinha.

— Venha.

A voz dele faz cócegas nos meus ouvidos. Sinto a curiosidade aumentar dentro de mim, quase como uma força invisível que me impele a sair da sala, da casa, a segui-lo. Eu faço o que ele falou.

As luzes fortes da cozinha parecem me queimar quando sigo para a porta dos fundos. De repente, a escuridão do quintal parece mais sedutora. Tenho um vislumbre do brilho âmbar na entrada da floresta, a 15 metros de distância. Ele está me guiando para as árvores. Abro a porta e saio em meio à noite fria, suspirando quando o vento gelado bate na minha pele. Uma pergunta não sai da minha cabeça enquanto sinto a grama úmida sob os pés: Quem é ele? Ou melhor, *o que* é ele?

Quando alcanço as árvores, olho para trás. O som do baixo dentro da casa é substituído pelo som de gravetos quebrando a cada passo que dou. Estou descalça, e eles machucam a sola dos meus pés. O vestido que estou usando não me aquece, e todo o meu corpo se arrepia com o ar frio. Conforme adentro ainda mais a mata fechada, me sinto muito sozinha, cercada pela escuridão. Não consigo mais ver a casa.

O vento uiva com ferocidade e o ar ao meu redor parece vibrar. Há algo aqui comigo. Viro a cabeça, em busca de seja lá o que for.

De repente, não consigo respirar. Um toque frio como gelo aperta meu pescoço por trás de mim — balbucio, tentando alcançar meu pescoço e afastar a força invisível que me segura.

— Você está completamente sozinha. — Uma voz sedutora roça minha orelha direita. — Sem ter para onde ir. — Depois, escuto baixinho no ouvido esquerdo: — Sem ter onde se esconder.

Seu toque me solta por um instante, e inspiro em busca de ar. Minha mente é tomada por pensamentos desenfreados. *Vou morrer. Vou morrer bem aqui, nesta floresta.* Por que vim atrás dele? Que feitiço é esse que ele jogou em mim?

— Eu estava te olhando — diz a voz, seu toque voltando a me apertar. — Você me fascina. O jeito como seu corpo se move. Sua pele sob a luz. Seu cabelo, seus olhos... Você é diferente dos outros humanos.

A minha pele pulsa sob seu toque, e abro a boca, precisando de ar.

Em uma questão de milésimos de segundos, estou livre de seu aperto e novamente sozinha. Me curvo para a frente, ofegante, e levo a mão ao pescoço, o ar frio fazendo meus pulmões arderem quando inspiro. Só consigo escutar meu coração, batendo em um ritmo dramático.

— Eu quero você. — Desta vez, a voz ressoa dentro da minha cabeça, como aconteceu na casa. — Você vai ser minha?

— O que você é? O que quer de mim? — Minha voz soa rouca e assustada.

EXPLORANDO POR DENTRO

De repente, lá está ele, parado na minha frente. A escuridão da floresta faz com que seja impossível enxergá-lo, com exceção dos seus olhos brilhantes como fogo. Os cantos de sua boca se curvam em um sorriso, revelando dentes pontiagudos sob a luz da lua.

— Quero que você seja minha — diz ele.

Antes que eu consiga piscar, ele me faz recuar até eu encostar na árvore mais próxima. O casco arranha as minhas costas. Fito os olhos ardentes dele. Seu hálito frio roça meus lábios, e sinto uma onda de expectativa descer da minha garganta até o espaço entre as minhas pernas. Sua forma mudou e não se parece mais com o homem que vi na festa. Ele tem garras em vez de unhas. A pele é de uma cor que não sei descrever. E ele parece enorme perto de mim.

Fecho os olhos com força, pressionando as mãos contra a árvore atrás de mim, repetindo na minha cabeça que é só um pesadelo.

De repente, meu coração começa a bater mais devagar. Eu me sinto... calma, tranquila. Não mais ameaçada, só que... com tesão. Abro os olhos. Essa criatura linda me deseja. Ele toca meus lábios com um dos dedos, e minha pele crepita com o contato.

— Sei o que você quer — diz ele, sua voz fazendo meu cérebro derreter. Sinto cócegas por trás dos olhos. — Sei todos os seus segredos mais profundos, mais obscuros.

Ele abre um sorriso feroz, os olhos brilhando, escurecendo. Então se aproxima e beija minha boca aberta. É diferente de qualquer outro beijo que já dei na minha vida. Estremeço ao sentir seus lábios frios contra os meus, mas sua língua é quente e parece quase elétrica. Sua saliva é doce, sinto ela entrando na minha boca e descendo pela garganta. Agora que começamos, eu retribuo seu beijo com vontade — quero mais.

Ele me puxa e me vira de costas, pressionando meu rosto contra o tronco da árvore. Encosta seu corpo nas minhas costas, e algo duro pressiona minha bunda. Parece... grande.

Sei o que quero que aconteça. Sem que eu faça nada, sem que ele me toque, minha calcinha começa a deslizar, caindo no chão de terra. Ele levanta meu vestido para ver minha bunda, a segura com uma das mãos e a massageia. Sinto algo líquido escorrendo pelas minhas costas. É a saliva pingando da sua boca, me molhando para me preparar para ele. O líquido frio desaparece entre minhas nádegas e a entrada da minha boceta, que já está inchada. Sinto aquela forma rígida pressionar minha bunda; é diferente dos paus que já experimentei. Frio e duro, mas, de algum jeito, com um fogo por dentro. Quero me virar para olhar, mas, quando tento, ele empurra minha cabeça contra a árvore, me segurando no lugar.

Ele começa a esfregar a cabeça do pau entre as minhas pernas, roçando minha entrada. Sinto ondas de prazer pela expectativa, e a fricção do seu membro duro causa uma dor inesperada, mas não ruim, enquanto me empino para recebê-lo. Deixo escapar um suspiro de surpresa. Ele solta um grunhido — aquele grunhido feroz que ouvi ao vento antes — enquanto enterra o restante do seu pau em mim. Puxo o ar com tudo quando ele entra tão facilmente, apesar de ser enorme. Ele soca fundo e com força, me fazendo soltar um gemido de prazer. Seu pau é tão elétrico quanto sua língua. Sinto vibrações percorrerem meu corpo, causando uma sensação de pura euforia. Ele agarra meus cabelos, puxando minha cabeça para o lado, e lambe meu pescoço. Mais choques elétricos. Sua saliva estala ao encostar na minha pele.

Cada toque, movimento e respiração provoca ondas de prazer pelo meu corpo, enquanto ele me come com vontade por trás, arfando e grunhindo como se fosse um animal. Eu o aceito enquanto ele me prende contra a árvore, incontrolavelmente molhada, sentindo o líquido descer pelas minhas pernas. As garras nas mãos dele arranham minhas costas, cortando minha pele — começo a sentir o sangue quente escorrer. Ele se inclina na minha direção, lambendo as feridas, e seu toque arde. É uma ardência gostosa. A adrenalina aumenta com a antecipação da dor, o que, de certa forma, é reconfortante, porque ele está cuidando de mim. Eu me sinto entrando em outro mundo, um *submundo* de prazer.

— Vou gozar dentro de você — sussurra ele ao meu ouvido.
— Vou te fazer minha.

Suas palavras me fazem gemer alto. Quero que ele goze dentro de mim, quero que ele me preencha, quero que ele seja meu dono. E ele sabe disso.

Ele mete mais fundo e mais forte, se movendo com selvageria e agressividade. Consigo senti-lo crescendo dentro de mim, ficando cada vez maior, as vibrações causando um zunido na minha cabeça conforme ele me alarga. A sensação se torna latejante — como se o pau dele pulsasse no ritmo do baixo ao qual eu dançava no começo da noite. **De repente, sinto um calor dentro de mim que me deixa sem fôlego, e o prazer começa a tomar todo o meu corpo como uma chama se alastrando. Tenho espasmos enquanto atinjo o clímax, com o pau dele inchando para preencher as curvas dentro de mim. Nunca**

tive um orgasmo assim. Minhas pernas cedem, e me abraça apertado, sem tirar o pau de dentro de mim.

— Você é minha.

Eu sou dele. A criatura beija minhas costas, massageando o meu corpo, cuidando de mim.

Quero me virar para beijá-lo, mas, assim que o pensamento surge, ele some. O peso do corpo que me apoiava desaparece, minhas pernas cedem e caio de joelhos. Fico sentada, sem conseguir falar. Olho para baixo, um líquido azul escorre pelas minhas pernas. O toco com um dedo e o levo até a boca. Ele dá choque e tem gosto de tesão puro.

Fico ali, sozinha, na floresta escura, sem me mexer, sem saber o que fazer. Eu sou dele. Mas será que vamos nos reencontrar?

DICA 13
MAMILOS!

Nosso corpo tem várias zonas erógenas, e uma das minhas favoritas são os mamilos, que têm muitas terminações nervosas e adoram receber atenção. Assim como é com o clitóris, a sensibilidade nessa área do corpo varia de pessoa para pessoa, o que significa que é realmente uma questão de experimentar e ver o que é bom para você. Espero que faça isso durante o próximo conto erótico.

Como podemos tocá-los? Uma boa dica é começar por cima da roupa, para entender seus níveis de sensibilidade. Tente esfregar o mamilo em movimentos circulares. Beliscá-los e puxá-los. Massageá-los ou esfregá-los com uma superfície mais ampla, como a palma da sua mão.

Se você gostar muito dessas sensações, pode ser bom investir em alguns brinquedos como grampos ou estimuladores com sucção para mamilos. Os grampos os apertam e dão a sensação de um beliscão forte — é doloroso, mas, às vezes, a dor aumenta muito o prazer. Se for usar esses acessórios pela primeira vez, recomendo comprar uma versão ajustável, em que seja possível controlar a pressão, para começar em um nível mais leve e ir aumentando até você descobrir do que gosta. Os estimuladores com sucção são um pouco diferentes, porque funcionam com a compressão do ar: você os pressiona contra o mamilo e o vácuo os prende. Estes acessórios geralmente também permitem regular a pressão e a força da sucção.

Uma das minhas coisas favoritas durante o sexo solo é usar um brinquedo de sucção clitoriana nos mamilos. Ajuste-o na intensidade da sua preferência e coloque o sugador diretamente no mamilo ou passe-o pela aréola. Parece mesmo que alguém está chupando seu peito! E fica ainda melhor com lubrificante, para dar aquela sensação mais realista de uma boca.

MINHA PRIMEIRA VEZ COM UMA MULHER

TEMPO DE LEITURA
< 7 minutos

A COMPANHIA É
Confiante

LISTA DE SAFADEZAS
☐ Masturbação
☑ Estímulo do clitóris/dedadas
☑ Cunilíngua
☐ Boquete
☑ Estímulo dos mamilos
☐ Penetração vaginal
☐ Estímulo anal/da bunda
☐ Tapas
☐ Brinquedos eróticos
☐ Asfixia
☐ BDSM

Minha amiga Elba é linda, penso. Tomo um gole de vinho, que desce fácil, me aquecendo de dentro para fora. Estamos na sala de estar da minha casa, sentadas uma ao lado da outra no sofá, que é tão macio que afundamos nele, as cortinas estão fechadas. Lá fora, a noite chuvosa faz as árvores balançarem com a força da ventania. Elba está me contando sobre os prós e contras de ter terminado com a namorada. Enquanto ela fala, observo o seu cabelo, que vai até um pouco abaixo dos ombros, a pele macia e radiante sob a luz da luminária, as bochechas arredondadas, os olhos que sempre exibem um brilho meio travesso. E seus lábios. Nossa, eu me afundaria neles em vez de no sofá...

Tudo isso é novidade para mim. Conheço Elba há anos e nunca pensei nela desse jeito — nem em qualquer outra mulher. Sim, várias vezes penso em como as mulheres podem ser bonitas, delicadas e elegantes, mas nunca me ocorreu que isso pudesse significar algo a mais. Hoje, minha boceta está dizendo que pode — está quente e cheia de vida, como se estivesse inchando. Tenho certeza de que Elba percebeu o modo como estou olhando para ela — ela não para de tocar o peito e o pescoço, chamando minha atenção para esses pontos.

— E você? — pergunta, mudando de assunto de repente. Ela passa um dedo pela borda da taça de vinho. — Está saindo com alguém?

Normalmente, essa seria uma pergunta casual, não uma tentativa de me sondar, só que esta noite... há um clima no ar.

— Não — respondo. Torcendo para ela entender minhas intenções, acrescento: — Cansei disso. Não tenho visto graça em homens, ultimamente.

Ela faz uma pausa, me encarando enquanto reflete sobre a resposta. Será que já entendeu o que eu quero?

— Bom saber — comenta.

Elba roça sua perna exposta na minha. Uma onda de eletricidade percorre meu corpo quando seu joelho encosta na minha coxa. Ela não se afasta. Minha boceta parece vibrar.

— Por que? — pergunto em um tom esperançoso, me sentindo uma adolescente dando mole para alguém pela primeira vez.

Sem dizer nada, ela se inclina lentamente na minha direção, me dando tempo e espaço caso eu queira me afastar. Mas não quero. Seus lábios encontram os meus. Eles são mais macios do que eu imaginava ser possível, e sua boca se derrete na minha que nem manteiga.

— Eu não sabia que você gostava de garotas — suspira, ela a um centímetro do meu rosto.

— Eu também não — confesso.

Ela leva uma das mãos ao meu rosto.

— Quer experimentar?

Mordo o lábio.

— Quero. Mas nunca fiz isso; não sei o que fazer.

— Todas falam a mesma coisa — replica ela, rindo.

Abro a porta do quarto. Atrás de mim, ela segura minha cintura, e sinto seu corpo pressionar minhas costas — a maciez dos seus seios, da sua barriga. Ela me gira e me dá um beijo. Dessa vez, sua língua entra na minha boca, e eu adoro. É diferente de beijar um homem; parece mais carnal, sensual... e libertador. Levo as mãos ao cabelo dela e as desço até seu pescoço.

— O que você quer? — sussurra ela ao meu ouvido antes de envolver o lóbulo da minha orelha com seus lábios.

Não sei de onde tiro coragem para responder.

— Quero *te* ver.

Sinto os lábios dela formarem um sorriso, sua bochecha encostando na minha.

Ela dá um passo para trás e tira a blusa. Está sem sutiã, e, sob a luz fraca, seus seios balançam de leve. Sinto meus mamilos enrijecerem, ficando duros dentro do sutiã de algodão. Minha boceta lateja mais forte. Elba pega minhas mãos e as leva até os seus seios — nunca havia encostado assim em outra mulher além de mim. Aperto-os de leve — os dela são bem diferentes dos meus, sinto eles grandes e pesados contra minhas palmas. Os mamilos parecem feitos de veludo e enrijecem de um jeito gostoso enquanto os acaricio. Um gemido baixo escapa por entre seus lábios.

Quero mais. Abro os botões e o zíper do short dela e o puxo, deslizando-o até ele cair no carpete.

— Agora é a sua vez — declara ela.

Tiro a roupa, sentindo seu olhar sobre mim. Ouso ir um pouco além e tiro a calcinha. Ela me devora com os olhos.

— Você é linda — elogia, tirando a própria calcinha em seguida.

Então pega minha mão e me guia para a cama. O edredom se molda ao meu corpo, acariciando suavemente minha pele nua.

Seu hálito quente faz cócegas quando ela envolve meus mamilos com a boca. A sucção é reconfortante e excitante ao mesmo tempo, o calor toma conta do meu corpo. Fecho os olhos e respiro fundo, reparando nas suas mãos macias, que agora exploram meus seios e minha barriga. Não saber o que vem em seguida aguça todos os meus sentidos, sinto a pulsação na minha boceta aumentar e, sem perceber, mexo o quadril na direção dela para chamar sua atenção. Elba percebe e reage, descendo a mão até

MAMILOS! *143*

alcançar minha entrada. Ela mete dois dedos lá dentro, aliviando parte da minha tensão, mas não se movem, me provocando, enquanto ela continua com a boca nos meus seios. Solto um gemido de prazer e frustração. Ela ri, sabendo o que eu quero.

— Minha vez — diz ela, tirando os dedos.

Não quero que ela pare, quero sua língua dentro de mim, mas a ideia de explorar seu corpo me dá muito tesão. Desço pela cama para me sentar entre suas pernas. Me forço a não olhar para sua boceta ainda — em vez disso, passo as mãos por todo o seu corpo, apertando os seios, afagando a cintura, dobrando os joelhos para conseguir acariciar o interior macio de suas coxas. Nem acredito em como tudo isso parece tão natural.

Então olho para a boceta dela. Nunca vi uma tão de perto antes. Mesmo no escuro, consigo enxergar o suficiente para saber que quero prová-la. Os lábios, parecidos com pétalas, estão corados de tesão. Acima deles, o clitóris fica escondido por dobras delicadas de pele. Eu me inclino na direção dele, mas hesito, sem saber bem por onde começar.

— Lambe em volta do clitóris — indica ela.

Sigo suas orientações. Sua pele tem um gosto doce e salgado ao mesmo tempo, e, enquanto faço círculos ao redor da região, ela solta um gemido de prazer. A intensidade desta noite deve ser tão gostosa para ela quanto está sendo para mim.

— Agora, chupa.

Eu obedeço. É maravilhoso colocar a boca nela, e ela pressiona seu corpo contra mim como quem está gostando, agarrando meu cabelo, me puxando para perto. Sinto-a enrijecer e se apertar conforme meu ritmo se intensifica. Mas esse prazer é tanto meu quanto dela, e quero mais. Preciso descobrir como é a sensação de estar dentro dela — meus dedos deslizam, e enfio dois nela. É mais quente e molhado do que eu imaginava. Quando escuto ela gemer, vou mais fundo, pressionando seu ponto G, sem tirar a língua do clitóris. Sinto quando ela se tensiona ao redor dos meus dedos, se movendo para mais perto da minha boca — mas, antes de gozar, ela me puxa para cima.

Ela enfia a coxa entre minhas pernas e me esfrega com vontade. Estamos entrelaçadas, impulsionando as coxas contra a boceta uma da outra. Seus movimentos tocam diretamente meu clitóris, e eu a imito. Como nós duas estamos tão perto de gozar, o calor começa a me consumir quando nos beijamos. **Nosso corpo se molda em um só, pulsando, rebolando, indo e vindo, e nossa respiração no pescoço uma da outra é frenética.**

Gozo primeiro, e então é a vez de Elba — meu corpo colado ao dela, sua boca colada à minha.

Uau, articulo a palavra contra o ombro dela, mas não sai som nenhum.

— O que você achou? — pergunta ela.

— Foi diferente de tudo... — respondo, ainda tentando recuperar o fôlego.

— Então você curte garotas, é?

Ela sorri com aqueles lábios lindos, e nós duas rimos. Fico abraçada a ela, feliz demais por ter tentado algo novo.

DICA 14
AUTOMASSAGEM

Durante o próximo conto, posso sugerir que você seduza a si mesma com alguns óleos para massagem erótica? Aqui vai uma dica: é melhor usar lubrificantes à base de óleo.

Quem não gosta de uma massagem, né? Muitas vezes, esquecemos que podemos nos tocar dessa forma, então aqui vai o passo a passo de uma automassagem para você tentar:

1. Crie um clima (música relaxante, velas, temperatura adequada — faça como preferir) e tire a roupa. Deite em uma toalha caso você esteja com medo de fazer sujeira.

2. Espalhe uma pequena gota de óleo nas mãos e nos dedos. Se suas mãos estiverem frias, talvez seja melhor aquecê-las — ou não, se você gostar da sensação gelada!

3. Com delicadeza, massageie a parte interna das coxas e vá se aproximando da vulva. (Você pode se provocar assim por mais tempo, se preferir, subindo pelos pés e tornozelos, depois indo das panturrilhas até as coxas, por exemplo.)

4. Antes de entrar na vulva, provoque e massageie os seios e mamilos, se gostar.

5. Vá massageando da parte interna das coxas até os grandes lábios. O objetivo aqui é criar o máximo de tensão e calor possível antes de partir para as principais zonas erógenas.

146 *ESTE LIVRO VAI TE FAZER SENTIR*

6. Quando estiver pronta, massageie ao redor do clitóris e os pequenos lábios. Dedique o tempo que quiser para explorar quais sensações são boas para você. Talvez seja interessante consultar as páginas 80 e 90 para ter ideias de como tocar seu clitóris direta e indiretamente.

7. Relaxe, siga em frente e se divirta. O objetivo não é gozar — mas, se isso acontecer, será um ótimo bônus!

MEU FINAL FELIZ

TEMPO DE LEITURA
< 10 minutos

A COMPANHIA É
Gentil

LISTA DE SAFADEZAS
☐ Masturbação
☑ Estímulo do clitóris/dedadas
☑ Cunilíngua
☐ Boquete
☐ Estímulo dos mamilos
☐ Penetração vaginal
☐ Estímulo anal/da bunda
☐ Tapas
☐ Brinquedos eróticos
☐ Asfixia
☐ BDSM

É uma alegria girar minha chave e abrir a porta. Entro praticamente me arrastando, deixo a bolsa cair no chão com um baque, tiro os sapatos e os largo no piso de madeira, exausta. Sinto meus pés doloridos contra a superfície dura enquanto caminho até a sala, os músculos das costas tensos quando desabo no sofá. Alcanço meus pés e começo a massageá-los, desfazendo a tensão da semana com os polegares — é tão bom sentir os nervos responderem à pele macia das minhas mãos. Mas seria melhor ainda se outra pessoa fizesse isso por mim. Faz tanto tempo que ninguém me toca assim...

Na mesa de cabeceira, está um voucher de massagem que minha amiga Diana me deu de presente de aniversário alguns dias atrás. Ando tão ocupada que ainda não tive tempo de comemorar. Em um impulso, ligo para o número que está no voucher, sentindo que estou quase caindo no sono até que...

— Boa noite. — A voz do homem do outro lado da linha é calma, sensual, quase ronronante. — Massagista ao seu serviço. Como posso ajudar?

— Oi! — replico, empolgada e bem mais alerta do que estava ao pegar o telefone. — Quero agendar uma massagem. Imagino que você não tenha disponibilidade agora, né? Sei que está em cima da hora, mas tive uma semana difícil e ganhei um voucher de aniversário...

— De aniversário, é? — Ele pronuncia os Rs com uma rouquidão suave. Prendo a respiração, esperançosa, e ele continua: — Bem, já que é assim, tenho disponibilidade.

Trocamos informações e desligo o telefone, sentindo um frio na barriga. *Como será o rosto de um homem que tem uma voz tão sedutora?*, me pergunto.

Meia hora depois, a campainha toca. Eu me olho no espelho antes de abrir a porta. Preocupada demais com a minha aparência, acabo ficando boquiaberta com o que me aguarda no corredor. Ali, parado a poucos metros de mim, está um homem que parece ter saído de um comercial de shampoo. Seu cabelo é lindíssimo, ondulado e macio. Sem querer, me pego imaginando como será passar a mão por aqueles fios. Ele abre um sorrisinho, e eu me obrigo a fechar a boca.

— Sou seu presente de aniversário.

Sinto um sorriso surgindo nos cantos da minha boca. Preciso me lembrar de agradecer a Diana com muitas garrafas de vinho.

O homem monta a mesa de massagem na sala, e, quando passa por mim, sinto seu cheiro: sabonete líquido de hortelã, um aroma que exala limpeza e frescor. Fico hipnotizada com a fluidez dos movimentos dos braços dele, expostos sob uma camiseta branca fina. Os músculos dos antebraços se tensionam de um jeito interessante — me dou conta de que, enquanto o admiro, estou enrolando uma mecha do meu cabelo feito uma adolescente.

— Estou pronto pra você.

Meu olhar se demora sobre seu corpo enquanto ele indica a mesa de massagem. Suas mãos parecem fortes e suaves ao mesmo tempo. Um desejo inapropriado toma conta de mim.

— Vou esperar lá fora enquanto você tira a roupa. É só entrar embaixo do lençol quando estiver pronta. Já volto.

Tiro as roupas, dobro tudo e coloco no sofá. É libertador estar nua na minha sala. Preciso me lembrar de fazer isso mais vezes. Fico me perguntando se ele costuma dar uma espiada enquanto as pessoas ficam peladas. Só de pensar nele fazendo isso, já sinto arrepios.

ESTE LIVRO VAI TE FAZER SENTIR

Entro embaixo do lençol em cima da mesa de massagem e posiciono o rosto no espaço aconchegante que fica na ponta da mesa.

Escuto uma leve batida na porta da sala de estar, seguida de passos leves que se aproximam, cada vez mais altos. Vejo seus pés no chão à minha frente. Ele não diz nada antes de dobrar o lençol sobre minha lombar, deixando minha bunda quase à mostra. Sinto o tecido fazer cócegas. Meu rosto esquenta, corando de empolgação só de pensar no que ele está vendo. Por instinto, fecho os olhos e todos os sons parecem ficar mais nítidos. Consigo escutar minha respiração, o clique de um frasco sendo aberto, um esguicho de líquido... Ouço ele esfregando uma mão na outra para esquentar o óleo.

Suas mãos tocam gentilmente minha pele pela primeira vez, bem no topo das costas, perto da nuca. Ondas de choque percorrem meu corpo. Sinto um frio na barriga, como se estivesse descendo uma montanha-russa. Mas, conforme os movimentos e a pressão aumentam, relaxo. Noto que as mãos dele estão na temperatura perfeita, quentes, como se fossem capazes de se fundir à minha pele.

Ele começa a massagear meus ombros, alternando entre gestos firmes e toques suaves, que parecem... intencionalmente sexuais. Mas isso é só minha imaginação, certo?

Suas mãos descem até se aconchegarem ao redor da minha cintura. Mordo o lábio e sem querer solto um gemido.

— Está gostoso? — Seu tom é tão íntimo que parece que ele está sussurrando ao meu ouvido.

Sinto minhas bochechas esquentarem de novo. Eu me impeço de começar a tagarelar de nervoso e apenas digo:

— Está muito bom, obrigada.

AUTOMASSAGEM

Ele ri. É uma risada leve, gentil, confiante.

— Não precisa ter vergonha de dizer do que você gosta. Se estiver gostoso, pode falar pra mim.

Pressiono os lábios, inspirando profundamente. Isso *com certeza* teve um tom sexual, não teve? Por algum motivo inexplicável, mostro o polegar erguido para ele. Não sei como, mas consigo sentir que ele está sorrindo. Ele segura meu braço pelo pulso e gentilmente o posiciona de volta na mesa. Fico me perguntando se consegue detectar minha vergonha — ou meus batimentos cardíacos acelerados.

Volto a cair em um transe enquanto suas mãos quentes e escorregadias deslizam pelo meu corpo. Ele chega à lombar, onde usa as palmas para massagear os músculos carnudos acima da minha bunda. Então para, deixando as mãos apoiadas ali. Abro os olhos, o coração martelando no peito.

— Se você quiser — diz ele —, posso massagear seus glúteos.

Meus olhos se arregalam diante dessa sugestão — isso está acontecendo de verdade? Mais uma vez, estico a mão para exibir o polegar. Dessa vez, ele segura minha mão enquanto a devolve delicadamente ao lugar.

— Seu desejo é uma ordem — sussurra, e dobra o lençol na altura da parte de trás dos meus joelhos.

O movimento do pano forma um sopro de ar frio que percorre minhas costas, um contraste intenso com o calor que sinto ao sentir o olhar dele analisando minhas nádegas expostas. Bem quando estou começando a ficar nervosa por ter concordado, ele me toca de novo. Ele movimenta suas mãos pela minha bunda, massageando os tendões e músculos macios. Seu toque provoca uma onda de calor, e minha boceta pisca, inquieta com a atenção que meu corpo está recebendo. Aquilo é tão, tão gostoso, que solto um gemido. O toque suave dele, essa pressão gentil e firme, total é absolutamente prazerosa. Eu sinto meu corpo inchando entre as pernas, desejando que a atenção do massagista se volte mais para baixo. Noto que a respiração dele fica mais profunda e lenta — e, sem perceber, começo a imitá-lo.

Estou desesperada para que ele me toque onde eu quero.

— Está gostoso — digo, incentivando-o.

— É?

— *Muito* gostoso.

Como se eu tivesse falado as palavras mágicas, seus dedos seguem para o topo das minhas coxas, dando a volta nelas por dentro e por fora, puxando a pele. Ele está tão perto que sinto um prazer absurdo, e sinto que ele está me provocando de propósito. Minha mente é tomada pelo tesão, pensando nele indo só um pouquinho além, mergulhando na minha entrada já molhada. Deixo escapar gemidos de prazer incontroláveis, sem me importar mais. Ele sabe o que está fazendo.

Quando penso que vou explodir com o suspense, ele afasta as mãos das minhas pernas e abre minha bunda. Algo molhado e quente passa pela minha boceta, o hálito quente fazendo cócegas no meu clitóris. Ele está beijando a minha vulva, a língua lambendo bem ali. Suas mãos continuam me tocando, massageando minha bunda, chegando cada vez mais perto, me abrindo para que ele me veja por inteiro. Minha cabeça está nas nuvens. De olhos fechados, sinto como se eu estivesse em um sonho. Isso está mesmo acontecendo?

Então seus dedos habilidosos se enterram dentro de mim, esfregando aquele ponto especial, me tocando com carinho e firmeza ao mesmo tempo. Uma massagem interna como nunca fiz antes. Suspiro de prazer e aperto o lençol, me segurando com todas as forças conforme ele acaba com todo o estresse que asso-lava o meu corpo. Sua língua quente dá voltas ao redor do meu clitóris, e seus dedos entram e saem de mim sem parar. O ar da sala parece me envolver como um cobertor quente. Uma onda de choque se irradia por todo o meu corpo, espalhando as sen-sações que vêm do fundo da minha boceta. Acho que... eu vou...

Como se um raio me atingisse, sinto um prazer lá dentro que me faz ter espasmos intensos. Sua língua faz movimen-tos circulares, os dedos me penetrando fundo. A energia do orgasmo me atravessa enquanto solto um último gemido, liberando o restante da tensão que sentia.

Acordo no sofá, meus olhos se ajustando à luz do poste que entra pela cortina. A sala está silenciosa e sem qualquer outro sinal de vida. Meu corpo parece feito de borracha, sem qualquer indício de dor. Olho ao redor... O que houve?

Noto um papel sobre a mesinha de centro. Estico a mão para pegá-lo e leio:

Você caiu no sono durante a massagem.
Não quis incomodar a Bela Adormecida.
Até a próxima. Beijos.

DICA 15
POSIÇÕES

Se você for como eu, talvez acabe em uma rotina quando se masturba, sem variar suas formas de encontrar prazer. É muito fácil ficar com preguiça quando se trata de sexo solo, mas é por isso que estamos aqui, certo?

Cair em uma rotina faz o cérebro associar o momento a um tipo específico de prazer, orgasmo e experiência. Isso pode dificultar que gostemos de outras posições e situações por acreditarmos que vamos nos decepcionar ou ficar insatisfeitos. É muito importante mudar de vez em quando e experimentar novidades sem nos pressionarmos — ainda mais com essa variação trazendo também inspirações para nossa vida sexual. Além disso, tentar uma nova posição pode ser bem mais gostoso do que você imagina!

Lembre-se de que o orgasmo não é o objetivo — você pode testar uma nova posição só para ter a experiência e avaliar quanto prazer sente com ela.

Aqui vão algumas posições novas para experimentar:

- De joelhos, sentada sobre os calcanhares. Essa posição dá mais acesso pela frente e por trás.

- Deitada de costas, com um travesseiro debaixo do quadril para erguer a pélvis. Ótima posição para encontrar sua zona de prazer interior.

- De quatro, usando uma das mãos para se tocar.

POSIÇÕES   155

- De pé, com uma perna erguida e apoiada na cama ou numa cadeira.

- Deitada de barriga para baixo, com uma das mãos ou um vibrador entre as pernas.

Além de tentar posições diferentes, pode valer a pena mudar de lugar. Quem sabe testar o sofá, a banheira ou o chuveiro — baixe um audiolivro e escute enquanto brinca! P.S.: Se você encontrar uma nova posição maravilhosa, me manda uma DM, porque preciso saber também!

O XERIFE E A BANDIDA

TEMPO DE LEITURA
> 10 minutos

A COMPANHIA É
Obediente

LISTA DE SAFADEZAS
☐ Masturbação
☑ Estímulo do clitóris/dedadas
☑ Cunilíngua
☑ Boquete
☐ Estímulo dos mamilos
☑ Penetração vaginal
☐ Estímulo anal/da bunda
☐ Tapas
☐ Brinquedos eróticos
☐ Asfixia
☑ BDSM

A porta vaivém fica balançando depois que entro no bar, e uma brisa sopra meu cabelo para a frente. O cheiro de bebida e homens suados me acerta feito um soco na cara — mas é um cheiro ao qual você se acostuma quando é uma das únicas mulheres bandidas do Meio-Oeste.

Sou nova na cidade, mas este bar parece bom. Alguém toca uma música no piano, não vejo nenhum pôster de PROCURADA com o meu rosto, e ninguém me mandou ir embora — nem todos os maravilhosos bares por estas bandas permitem a entrada de mulheres. Não que regras me abalem.

Vou até o banco que parece estar esperando por mim, tirando da cabeça meu chapéu de couro de boi — meu pertence mais precioso — e colocando-o no balcão. Peço um uísque puro ao bartender, depois giro no banco, para dar uma conferida no ambiente. Tenho um vislumbre de algo brilhante no bolso traseiro de um velho sujismundo sentado de costas para mim. Algo dourado. Bom demais para deixar passar.

Todos estão rindo ou enchendo a cara em suas mesas. Como quem não quer nada, vou até o piano, segurando meu uísque, fingindo me interessar pelas partituras. No caminho de volta, me inclino para baixo e furto o relógio de ouro.

Já está na minha hora de ir embora, só preciso pegar o chapéu no balcão. Eu o encaixo na cabeça e olho para o relógio que pesa na minha mão. Bom negócio.

E então uma mão grande e firme segura meu pulso.

— Acho que isso não é seu, senhorita — diz uma voz aveludada ao meu ouvido.

Antes que eu olhe para o rosto do homem, vejo o que está preso ao seu peito: uma estrela dourada. O xerife da cidade. Puta merda.

158 ESTE LIVRO VAI TE FAZER SENTIR

Minha mãe costumava dizer que sou como uma gata — tenho sete vidas. E dá para ver, pelo movimento quase nervoso do pomo-de-adão do xerife enquanto ele engole em seco e pela firmeza com que me segura, que a melhor forma de sobreviver a este momento é me fazer de mocinha indefesa.

— Xerife, que sorte encontrar o senhor — digo com um ar teatral. — Acabei de encontrar esse relógio no chão e gostaria de devolvê-lo para um homem forte e honesto.

Tiro a mão dele do meu pulso e a viro com a palma para cima, deposito o relógio sobre ela, fecho seus dedos e faço um carinho neles, só para garantir. Ergo o olhar para encará-lo e conferir se me saí bem. E sou pega de surpresa. Os olhos dele têm um tom castanho-claro bonito, um pouco avermelhado sob a luz da lamparina a óleo, como a cor de um couro de qualidade.

Mas dar ao xerife uma boa visão do meu rosto foi um erro.

— Sabia que já tinha te visto... — diz ele em um tom astucioso, semicerrando aqueles belos olhos castanhos.

Com a mão que não segura o relógio, ele exibe o pôster de PROCURADA e o bate no balcão. A pessoa que me desenhou é bem talentosa.

Pretendo argumentar, mas antes que eu possa falar qualquer coisa, ele pega as algemas e me empurra contra o balcão, meus braços presos nas minhas costas. Tento me libertar, mas é inútil, porque aquelas mãos grandes pertencem a braços fortes. Quando dou por mim, ele está me puxando em direção à porta vaivém, me guiando para a cadeia do outro lado da rua, nosso caminho iluminado pelo luar.

Já estive em celas piores, penso quando ele me joga lá dentro — a única da cadeia inteira. Não há nem um bêbado dormindo. Espero o xerife dizer que está tarde e que vai lidar comigo no

POSIÇÕES

159

dia seguinte, para eu começar a pensar no meu grande plano de fuga. Mas ele acende uma lamparina, se aboleta na cadeira ao lado da cela e cobre o rosto com seu chapéu, como se estivesse pronto para dormir.

— Não tem nenhuma moça te esperando em casa? — pergunto.

— Sua reputação não é das melhores, senhorita. Não vou me arriscar. Prefiro ficar de olho em você.

— Então você vai precisar tirar o chapéu — brinco, desanimada.

O chapéu só cobre os olhos dele. Consigo ver sua boca, e ela se curva em um sorriso. Um sorriso bonito que combina com os olhos bonitos.

Eu me apoio na parede de madeira, minhas mãos ainda presas às costas, e me pergunto se finalmente me meti em uma enrascada da qual não vou conseguir escapar. Então tenho uma ideia.

A noite está fria, e há um cobertor do outro lado da pequena cadeia. Tremendo para ser mais convincente, pergunto ao xerife se ele pode fazer a bondade de pegá-lo para mim. Ele me observa com um olhar desconfiado, mas levanta para pegar o cobertor. Olhos bonitos, sorriso bonito e uma bunda bonita. *Para de ficar prestando atenção nele e se concentra no plano*, penso.

Ele me oferece o cobertor entre as barras da grade da cela. Eu me viro para lembrá-lo de que estou algemada.

— Você vai ter que me cobrir — digo.

O xerife não reclama — tenho certeza de que gosta de estar perto de mim. Permaneço de costas enquanto ele abre a cela, para que seja mais fácil colocar o cobertor sobre mim. Por sorte, minhas mãos estão na posição perfeita. Quando ele chega perto, passo as mãos por sua virilha. Sinto seu pau intumescido sob a calça jeans. Ele fica imóvel por um segundo antes de segurar meus ombros e me girar com força. Apesar de tentar parecer irritado, seus olhos castanho-avermelhados revelam desejo. Ele está na palma da minha mão.

Não tenho paciência para deixar que ele decida o que vai acontecer a seguir, então, como a bandida que sou, dou o primeiro passo. Meus lábios pressionam sua boca quente, e deslizo minha língua contra a sua — sinto seu gosto de cigarro e uísque. Ele me empurra.

— Não adianta fingir que você não quer — sussurro, e passo a língua pelos lábios. — Se tirar as algemas, posso retribuir sendo toda sua.

Devagar, viro de costas para exibir novamente as mãos atadas. Fico esperando. Cinco. Quatro. Três. Dois...

Ele se aproxima por trás. Sinto sua respiração na minha nuca, os dedos roçando minha pele enquanto ele abre a algema. Viro de novo e olho para a porta da cela. O melhor a fazer seria sair correndo agora, bater a porta e desaparecer pela noite. Mas aqueles olhos... Aqueles olhos me encaram com mais tesão do que todos os clientes do bordel da cidade juntos.

Passo as mãos pela barba por fazer no rosto dele e então o beijo de novo. É como se eu tivesse disparado um canhão — de repente, nossos rostos estão grudados e suas mãos me tocam de um jeito quase frenético, explorando meu corpo. Começo a abrir sua camisa, e ele me imita, mas não consegue dar conta de todos os meus cintos e fivelas. Acho que está na hora de eu assumir o controle.

Eu o empurro com tanta força que ele cambaleia para trás. Parece confuso e excitado ao mesmo tempo.

— Tira a roupa — ordeno.

Lá está aquele sorriso de novo. Ele tira as botas, depois puxa o cinto, soltando-o lentamente dos passadores e deixando-o cair no chão com um baque alto. Minha boca está salivando enquanto o observo tirar a calça. Cada peça aterrissa pesada no chão de madeira. Ele fica pelado diante de mim, o pau em riste, e me observa, esperando, imóvel.

Também tiro a roupa, soltando os vários cintos — um para as armas, outro para as perneiras. Ele me observa como se nunca tivesse visto uma mulher pelada antes. Seu olhar e o ar frio da noite fazem todas as minhas sensações ficarem mais intensas. Sinto uma pontada quando meus mamilos enrijecem, e minha boceta está quente.

Decido me encarregar da lei. Eu me abaixo e pego o cinto do chão. Com força, puxo o xerife pelo braço até as barras, viro-o de frente para a grade, uno seus pulsos contra uma delas e uso o cinto para amarrá-lo. Seu silêncio e a presença contínua da sua ereção confirmam que ele não está incomodado, apesar de dizer:

— Não era exatamente isso que eu tinha em mente, senhorita.

Sorrio para ele.

— Eu não deixei você falar.

Saio da cela, e um lampejo de medo surge no rosto dele — só que não vou a lugar nenhum. Dou a volta para observá-lo pelo lado de fora. Olho para o meio das suas pernas. Uma gota do seu tesão líquido lentamente se forma na cabeça do seu pau, brilhando sob a luz. Passo uma das mãos pelo seu corpo enquanto me ajoelho, então coloco seu pau na minha boca. Ao primeiro contato, ele solta o ar com força, extasiado. Roço sua pica com os lábios e a língua, usando uma das mãos para segurá-lo com firmeza e mantê-lo sob o meu controle. Subo e desço de forma ritmada, a saliva o lambuzando. Quando olho para cima, o contato visual parece fazê-lo sentir ainda mais prazer. Seus gemidos me excitam e me incentivam — mas ele precisa saber que essa noite não vai girar em torno do prazer dele.

— Ajoelha — ordeno enquanto passo uma mão pela minha boca.

Ele obedece, deslizando os pulsos amarrados pelo cinto que o prende à barra. Pego a cadeira em que ele estava sentado, me acomodo e uso as barras para me puxar para a frente, me pressionando contra elas. Então abro as pernas, posicionando a boceta em um dos espaços entre as grades. Os olhos dele estão vidrados nela, que está quente, molhada e pronta para ele. Sinto uma gota escorrer pela parte interna da minha coxa, e a pego com um dedo. O xerife observa enquanto dou uma lambida vagarosa pelo dedo molhado.

— Chupa — mando.

Sinto ele soltar o ar com força, cheio de tesão, antes de sua língua cobrir minha boceta, explorando meus lábios até chegar no clitóris. Uma onda de calor percorre meu corpo, como se eu estivesse pegando fogo. Olho ao redor em busca de algo em que me segurar conforme o prazer aumenta — primeiro me seguro nas barras, depois puxo seu cabelo e acabo fincando as unhas em seu ombro, o que faz ele ir mais rápido e mais fundo dentro de mim. Gemidos de prazer escapam das profundezas da minha garganta, e ronrono como uma tigresa liberada de sua jaula. Ele geme também, as vibrações apenas aumentando a sensação de calor que me percorrem por inteiro.

É demais, preciso ir além.

Arrasto a cadeira para trás, notando a decepção no rosto dele quando fecho as pernas e levanto — mas ele ainda não viu

POSIÇÕES 163

nada. Volto para a cela e paro atrás dele. Pressiono minha boceta molhada, pingando, em suas costas enquanto solto o cinto que o prende. O gostinho da liberdade o excita, e ele gira sobre os joelhos, pronto para me pegar. Eu lhe dou um tapa brincalhão.

— Sem toque.

Ele baixa os braços, obediente.

— Deita com as mãos em cima da cabeça.

Ele obedece mais uma vez, e volto a prender seus pulsos nas barras da cela. Ver aquele corpo exposto como um banquete é incrível. As coxas grossas, o abdômen contraído, o pau duro feito pedra, em riste, pronto para mim. Paro com uma perna em cada lado do quadril dele e fito seus olhos castanho-avermelhados à medida que ele analisa meu corpo. Nunca vi um homem demonstrar tanto tesão no olhar.

— Quem está no comando aqui, xerife?

Ele engole em seco.

— Você, senhorita.

— Bom menino.

E, assim, agacho, me sentando nele — por inteiro. Ele desliza para dentro de mim, me preenchendo lentamente. Minha boceta se agarra a cada centímetro do pau dele, puxando-o mais fundo. Seus olhos se reviram brevemente antes de voltar a focar o fundo dos meus. Agarro seu pescoço para me equilibrar e começo a me mover para a frente e para trás. Ele atinge todos os pontos certos, a cabeça do pau esfregando aquele lugar gostoso demais lá dentro. Sinto o calor aumentando, o prazer me dominando.

De repente, paro e me levanto do pau dele. Um vislumbre de raiva surge em seu olhar enquanto ele franze a testa, deixando um grunhido frustrado escapar. Mas ele é um bom menino e sabe que é melhor não reclamar. Eu me viro, ficando de costas para ele, e volto a me sentar no seu pau. Esse ângulo dentro da minha boceta me causa um prazer intenso. Sei que ele está gostando da visão enquanto o cavalgo e está se sentindo frustrado por não poder segurar minha bunda. Com uma das mãos, agarro sua coxa para me equilibrar, e uso a outra para me esfregar — toda a região entre as minhas pernas está deliciosamente molhada.

— Estou me tocando — aviso, ofegante. — Pena que você não pode fazer isso.

Os gemidos dele vão aumentando conforme continuo me mexendo, e os meus também. Em questão de segundos, desmoronamos, em êxtase.

Deito ao seu lado, e nossos corpos se pressionam. A minha boceta ainda lateja, e posso ouvir a respiração dele voltando ao normal. E, como um bom menino, ele cai no sono depois de um tempo. Essa é a minha deixa. Eu me visto em silêncio e saio da cela, fechando o portão sem fazer barulho. A cereja do bolo é que, quando tranco a fechadura, só para garantir, vejo o relógio de ouro saindo do bolso da calça do xerife, jogada no chão. Eu o pego com cuidado. E, depois, desapareço na noite.

Tomara que ele consiga me capturar de novo.

DICA 16
QUESTÕES ANAIS

Um número cada vez maior de pessoas com vulva está fazendo sexo anal. Porém, ainda há muitas que sentem um pouco de medo. Se tiver curiosidade, pode começar a explorar essa área do prazer com brincadeiras anais solo. Vale lembrar que milhões de pessoas praticam sexo anal, e por um bom motivo! Não é um ato anti-higiênico, e sim muito prazeroso.

Antes de começar, talvez você precise se preparar um pouco mais do que faria para outras penetrações. O melhor momento para tentar sexo anal é depois do famoso "cocô fantasma" — aquelas vezes em que você se limpa e não sai nada. No entanto, não vamos nos apegar muito à necessidade de estar tudo limpíssimo — afinal, quando mexemos na bunda encontramos merda, e não tem problema nenhum nisso! Assim como acontece com secreções vaginais, temos outros fluidos corporais dos quais não devemos nos envergonhar. Tudo o que você precisa fazer é se sentir confortável para explorar, e lavar bem as mãos depois.

Antes de inserir qualquer coisa lá, use bastante lubrificante (veja a página 70). Quando se trata de qualquer questão anal, quanto mais lubrificante, melhor.

Sugiro experimentar primeiro dedos ou pequenos plugs anais, e só depois seguir para brinquedos maiores. Certifique-se também de usar brinquedos anais que tenham uma base, para não desaparecerem lá dentro. Não quero assustar ninguém, mas isso é muito importante, porque os músculos anais adoram sugar as coisas.

Às vezes, quando você estiver se tocando em outros lugares, a penetração anal por si só já é suficiente, mas lembre-se de começar devagar e ir intensificando gradualmente, sempre tomando cuidado com o seu corpo enquanto experimenta novos movimentos. Por exemplo, você pode começar com um movimento circular, em vez de ficar enfiando e tirando, ou simplesmente penetrar um pouco mais fundo. Para intensificar a sensação, você pode puxar devagar e depois entrar de novo — se isso for bom, tente ritmos e velocidades diferentes. E vou ser repetitiva, mas é por um bom motivo: quanto mais lubrificante, melhor!

OBSERVAÇÃO: *Você pode comprar kits de treinamento anal que vêm com vários tamanhos de plugs, para ir aumentando aos poucos. Como mencionado, certifique-se de sempre usar brinquedos com uma base que não ultrapasse seus músculos de entrada.*

PLUGADA EM PÚBLICO

TEMPO DE LEITURA
< 7 minutos

A COMPANHIA É
Travessa

LISTA DE SAFADEZAS
☐ Masturbação
☐ Estímulo do clitóris/dedadas
☐ Cunilíngua
☐ Boquete
☐ Estímulo dos mamilos
☑ Penetração vaginal
☑ Estímulo anal/da bunda
☐ Tapas
☑ Brinquedos eróticos
☐ Asfixia
☑ BDSM

168   *ESTE LIVRO VAI TE FAZER SENTIR*

Meu telefone se ilumina no canto do quarto, vibrando em cima da mesa de cabeceira. Acabo de sair do banho, então, com as mãos ainda molhadas, ignoro o brilho azul da tela piscando. Sei que é ele. Adrenalina começa a correr pelas minhas veias, ansiosa para ler a mensagem, e sinto um tremor entre as pernas. Percebo que estou envolvida demais porque basta ouvir o toque do celular para sentir meu corpo vibrando. Faz apenas algumas semanas que estamos saindo, mas todas as vezes com ele foram incríveis. Ele é safado na medida certa.

Leio a mensagem, sem conseguir conter a curiosidade.

Me encontra do lado de fora da estação no centro.
Às quatro da tarde. Coloca o que eu te dei da última vez.
Até lá. Bjo

Outra mensagem chega logo em seguida.

Não deixa de colocar de maneira nenhuma

Fico alerta e empolgada, tentando lembrar se ele deixou alguma lingerie aqui da última vez que veio. Então, fico corada ao me dar conta do que ele está falando. Não foram peças de roupa, e sim um plug anal. Ele quer que eu use um plug anal em público. Por que isso me dá tesão? Sei que é gostoso usar durante o sexo, mas nem me imagino andando com aquilo por aí. Ter um segredo na minha calcinha... parece meio... excitante.

Lá está ele, esperando do lado de fora da estação. Contraio as nádegas involuntariamente, ficando ainda mais consciente do que carrego em mim. Enquanto caminho em sua direção, sinto minha bunda preenchida, mas as pontadas de prazer vêm da minha boceta. Tantas pessoas vagando ao redor, seguindo seus dias sem nem imaginar nosso segredinho...

Ele pisca para mim quando chego perto, me puxa para um abraço e se aproxima do meu pescoço.

— Você fez o que eu mandei?

Sua voz causa pequenos choques de prazer pelo meu corpo, que se irradiam até o plug enfiado na minha bunda, e ele nem precisa tocar em mim para isso.

— Fiz, sim — respondo, tentando conter meu sorriso antes de ele se tornar uma risadinha.

— Ótimo — diz. — Vamos jantar.

Parte de mim quer reclamar, dizer: *Hã, estou com um plug na minha bunda há meia hora, quero que você me coma agora.* Mas sei que a espera só vai aumentar o prazer, e não saber quando vou conseguir o que quero faz parte da diversão.

Ele pega minha mão e me guia pela rua principal. A cada passo, sinto aquela presença inegável — estou completamente preenchida, e o plug pressiona a parede de trás da minha boceta. Imagino como será no restaurante, como a sensação vai se intensificar quando eu me sentar, se os garçons vão perceber quando eu alternar o peso de uma nádega para a outra, os suspiros que vou soltar sempre que tentar cruzar as pernas. Conforme a ansiedade aumenta, ele toca minha lombar e nos leva para uma ruela estreita entre uma loja de cosméticos e um restaurante. O falatório agitado das mesas na rua diminui um pouco enquanto seguimos pelo caminho vazio — há uma saída de emergência do restaurante com duas latas de lixo ao lado, e nada além disso até o muro de tijolos no fim da rua.

— Aonde nós vamos? — pergunto.

— Mudança de planos. — Os lábios dele se curvam em um sorriso travesso. — Quero você aqui, agora.

Meus olhos percorrem o beco. Passamos pela saída de emergência do restaurante e estamos perto do muro de tijolos, mas ainda estamos a vinte metros da rua principal cheia de gente.

— Aqui?

Mordo o lábio. Minha boceta lateja e torna a presença do plug ainda mais óbvia para mim.

— Exatamente — diz ele. — Bem embaixo do nariz. Dessa. Gente. Toda.

Ele me imprensa contra a parede e me beija na boca com vontade, sua língua se enroscando na minha. Perco o fôlego, e meu coração dispara quando me dou conta de que isso está mesmo acontecendo. Já estou decidida, mas me sinto moralmente obrigada a perguntar:

— E se alguém nos vir?

Ele dá de ombros.

— E daí?

Ele abre um sorriso safado antes de enterrar a cara no meu pescoço e me morder. Suspiro quando seus dentes se fincam na minha pele, a dor enviando choques pelo meu corpo. Cada um deles desce pulsando até minha bunda, onde o plug potencializa o prazer.

Eu o puxo para mais perto, minha adrenalina nas alturas, e me perco no beijo intenso. Com os olhos fechados, me esqueço de onde estamos a ponto de perder minhas inibições, mas continuo prestando atenção no som da conversa das pessoas do lado de fora do restaurante, nos passos pela rua. Saber que tem gente perto de nós dá muito tesão.

Ele enfia uma das mãos entre as minhas pernas para me sentir, e então vai um pouco mais para trás, para sentir *o plug*. Eu me arrepio com seu toque quente por cima do tecido da calcinha. Ele passa os dedos pela borda dura do plug, empurrando-o ainda mais fundo. Solto um gemido de prazer quando ele afasta a calcinha e leva os dedos aos meus lábios, roçando a entrada da minha boceta, depois dando voltas no clitóris. Dou uma mordida no seu pescoço para abafar o som dos gemidos. Ele puxa minha calcinha para baixo, deslizando-a até os meus tornozelos. Então suas mãos fortes erguem meu vestido, me expondo. Ele abre o zíper da calça jeans, mas não a abaixa. Em vez disso, enfia a mão por dentro da cueca boxer e puxa seu pau duro para fora.

Dou uma olhada para a ruela, vendo as pessoas passando ao longe, a adrenalina de estar tão exposta me deixando quase louca. Percebo que não só estou gostando de estarmos aqui — eu *quero* que alguém nos veja.

Ele segura meu queixo e vira meu rosto na sua direção, seus olhos encontrando os meus. Então cospe na própria mão e a esfrega no pau e na minha boceta. A provocação faz minha respiração acelerar. Meu coração bate forte, esperando-o meter em mim.

— Você é tão gostosa. Quero que todo mundo veja que eu te como — sussurra ele enquanto dobra um pouco os joelhos e enfia seu pau bem fundo em mim.

Puxo o ar com força quando ele me preenche. Ele tem a altura ideal para fazer aquilo dar certo, nossos quadris perfeitamente alinhados, mas a sensação é diferente, porque estamos de pé, e por causa do plug — é uma experiência mais apertada, mais preenchida.

— Está sentindo o plug? — pergunta.

— Sim, sim! — respondo, ofegante.

O plug alarga meu cu, intensificando a sensação de ter ele me comendo enquanto soca mais fundo.

— Eu sabia que você ia gostar.

Ele puxa meu cabelo para me forçar a encará-lo. Nós fodemos assim, olhando no fundo dos olhos um do outro enquanto ele entra e sai. Fico na ponta dos pés para meu assoalho pélvico se apertar ao redor dele, e solto um gemido alto com a intensidade do prazer, me esquecendo de onde estamos, começando a entender que não vou aguentar por muito mais tempo. Ele cobre minha boca com uma das mãos e diminui o ritmo de repente, me pressionando com mais força contra a parede. Seu pau vai mais fundo. E ele vira o rosto para o outro lado.

Acompanho seu olhar. Um garçom está imóvel na porta dos fundos do restaurante. Ele nos encara boquiaberto, parecendo incapaz de sair do lugar. Meu coração está disparado, e sinto ainda mais tesão agora que fomos pegos no flagra. Fico mais apertada, me contraindo ao redor do pau dele. Ele também se contrai, reagindo a mim. Levo as mãos à sua nuca e o puxo na minha direção, e ele acelera um pouco o ritmo enquanto continuo olhando para o desconhecido. Meu corpo inteiro pulsa, minha bunda se tensionando ao redor do plug. Sinto a respiração pesada e quente dele na minha bochecha e sei que vou gozar. O garçom não consegue parar de olhar para nós dois.

Ele goza dentro de mim e, assim que termina, estica a mão e esfrega meu clitóris. Só preciso que ele o toque por dez segundos antes de eu começar a gozar também. Solto um gemido brusco — *"Porra!"* — e, antes de fechar os olhos com a

intensidade do momento, vejo o garçom voltar correndo para dentro do restaurante.

Ele se ajoelha e me ajuda a subir a calcinha até seu devido lugar. Depois, me dá um beijo, e nós dois rimos um pouco, sem acreditar no que acabamos de fazer. Então ele indica a porta do restaurante com a cabeça.

— Agora, vamos jantar.

DICA 17
PERGUNTE POR AÍ

Uma das minhas principais missões na vida é normalizar conversas sobre sexo. Não apenas a questão romântica do tema, mas aspectos práticos que costumamos ter vergonha de discutir. Quando eu conversava sobre sexo com as minhas amigas no fundo da sala de aula, enquanto fazíamos os exercícios de matemática, sempre achei muito estranho nunca falarmos sobre masturbação. Lembro que falávamos sem parar sobre camisinhas, os tipos diferentes que experimentamos (prazer intenso, texturizadas...) e como as sensações variavam. Mas nem cogitávamos conversar sobre como nos tocávamos, apesar de provavelmente todas fazermos isso pelo menos uma vez por dia (estávamos na puberdade, afinal de contas).

Por algum motivo (quer dizer, obviamente por causa da sociedade, de questões religiosas e tudo o mais), na vida adulta ainda ficamos acanhadas e com vergonha de falar sobre as sensações que podemos causar em nós mesmas. Pessoalmente, passei metade da minha vida preocupada com o que as pessoas diriam ou pensariam se eu tocasse no assunto — até eu conhecer minha melhor amiga, Reed. Quando Reed e eu viramos amigas, tivemos uma conexão instantânea por conta da empolgação e entusiasmo que compartilhávamos quando o assunto era sexo. Ela foi a primeira pessoa com quem tive conversas tão íntimas. A gente falava sobre TUDO. Normalizamos corrimentos, pelos nos mamilos, fetiches e masturbação... Bastou apenas criarmos um espaço em que nos sentíssemos confortáveis para simplesmente responder: "Nossa, eu também!"

O poder de conversar com amigas é imensurável — não apenas para erradicar a vergonha e as inseguranças que sentimos, mas também para aprender. Sua amiga pode ter experimentado uma técnica nova que você nem imaginava existir, ou ter uma fantasia muito deliciosa que pode te deixar mais molhada do que nunca! Sei que, do jeito que eu falo, parece muito fácil. Conversar sobre masturbação pode ser muito assustador dependendo do grupo de amigos ou do contexto cultural e religioso em que está inserido, e você não quer deixar ninguém desconfortável. Mas tenho certeza de que existe pelo menos *uma* pessoa que deseja conversar sobre esse assunto com você, e, para falar a verdade, depois que perder esse cabaço, você não vai conseguir mais parar.

Então, para esta dica, minha sugestão é a seguinte: ligue ou mande mensagem para uma amiga e pergunte quando foi a última vez que ela se masturbou. Ou você pode puxar o assunto falando de brinquedos eróticos — quais ela já experimentou? Ela tem alguma recomendação específica? Como se usa isso?!

E compartilhe o que você conhece. Sabe o que seria uma pena? Guardar só para você todas as dicas maravilhosas que está aprendendo sobre seu corpo enquanto lê este livro. Também é possível normalizar conversas sobre masturbação ao falar com sinceridade sobre a última vez que você se tocou. Se uma amiga perguntar o que você fez hoje, responda que fez um sexo solo fantástico. "Tomei um banho delicioso, fui para a cama e fiz amor comigo mesma..."

Para demonstrar as vantagens desse tipo de conversa, antes de começar a escrever esta dica, mandei uma mensagem para Reed perguntando qual foi a última vez que ela se masturbou e como foi. Ela sempre me responde rápido, e eis o que disse:

Bem, bati uma siririca completa anteontem.
Carreguei a bateria do meu brinquedo erótico novo.
Ele foi um ótimo acréscimo à minha já grande coleção.
É um brinquedo de duplo estímulo (clitoriano e ponto G).
Enchi de lubrificante e resolvi ir devagar. Apesar de
os bons e velhos vídeos pornôs me ajudarem a chegar ao
final mais rápido do que eu pretendia, tive um baita
orgasmo, e foi ótimo.

Obviamente, minha próxima pergunta foi: que brinquedo maravilhoso é esse?! Mas a resposta dela já mostra coisas que algumas pessoas podem gostar de saber: que não tem problema assistir pornografia, que muita gente goza bem rápido assistindo a esses vídeos e que a união de brinquedo erótico e pornografia pode gerar orgasmos de primeira.

Por outro lado, uma resposta assim pode fazer você se sentir um pouco pudica, como se a sua rotina de masturbação não fosse intensa o suficiente. Por isso, perguntei como ela fazia. A resposta dela foi:

Normalmente, me masturbo tarde da noite, pouco antes de
desligar a luz para dormir. Não costumo assistir a nada,
uso só minha imaginação e o melhor brinquedo erótico já
inventado: a varinha mágica. Tenho um orgasmo clitoriano
em uns 5, 10 minutos, e então, toda suada, coloco a
varinha embaixo da cama e vou dormir feliz.

Isso é muito parecido com o que eu faço cerca de 80% das vezes, e, por isso mesmo, qual é o efeito dessa conversa? Ela faz com que eu me sinta NORMAL. Então, fique à vontade — pergunte por aí. Tenho certeza de que você vai aprender algo novo que te fará se sentir bem confortável sobre a sua masturbação.

Tenho uma última ideia levemente louca sobre este tema. Que tal você levar ESTE livro para a sua próxima reunião de clube do livro e debater sobre o assunto? Doideira, né? Mas imagine como uma conversa assim pode ser empoderadora!

MINHA PRIMEIRA FESTA DE SWING

TEMPO DE LEITURA
> 10 minutos

A COMPANHIA É
Um desconhecido sexy

LISTA DE SAFADEZAS
- ☑ Masturbação
- ☑ Estímulo do clitóris/dedadas
- ☑ Cunilíngua
- ☑ Boquete
- ☐ Estímulo dos mamilos
- ☑ Penetração vaginal
- ☐ Estímulo anal/da bunda
- ☐ Tapas
- ☐ Brinquedos eróticos
- ☐ Asfixia
- ☑ BDSM

Enquanto me aproximo do lugar indicado pelo GPS, olho para os armazéns ao meu redor, me perguntando se o pessoal que está comendo na cervejaria artesanal ao lado sabe o que está acontecendo bem debaixo do próprio nariz. Se eles parassem de conversar, escutariam o som de cem pessoas emaranhadas, de carinhos e tapas, de orgasmos múltiplos abalando as estruturas em uníssono? Na verdade, nem sei se é *isso* o que está acontecendo. Engulo em seco, olhando para a grande construção de aço, sem janelas. Esta é minha primeira vez em uma casa de swing, nunca fiz nada parecido.

Aperto o casaco ao meu redor para esconder as poucas roupas que uso por baixo. Estou de meia arrastão preta, uma calcinha fio dental e uma blusa de tule que deixa meus mamilos à mostra. Não dá para vir a um evento desses usando calça jeans e uma blusinha. É preciso entrar no clima.

Chego à fila para entrar. Todas as pessoas aqui parecem estar sentindo a mesma ansiedade que eu. Minha cabeça continua considerando tudo que posso encontrar lá dentro. Não consigo entender se meu frio na barriga está causando enjoo... ou empolgação.

A fila passa por um sistema de recepção, em que checam as bolsas, nos revistam, nos dizem onde poderemos encontrar tudo o que precisarmos e leem as regras da festa. Depois que concordamos com os termos, podemos entrar. Meus olhos são imediatamente atraídos por tudo. Estou em uma espécie de pátio a céu aberto, e o bar externo está cercado por uma multidão de corpos seminus. O figurino é quase como o de um festival de música, só que com menos roupas. Há trajes fetichistas, cintas, látex e tiras de couro. Rendas, lingeries, meias... Além de seios expostos e nádegas balançando enquanto as pessoas andam, riem e flertam.

Sigo para a pista de dança. Todos os meus sentidos estão aguçados — a batida da música explode das caixas de som, sob o comando de um DJ só de cueca. Consigo sentir o cheiro dos corpos quentes, e o gelo seco paira no ar, destacado pela luz branca dos refletores apontados para baixo. As pessoas estão se movimentando, dançando. Estou hipnotizada por tudo — todas as pessoas aqui parecem muito livres. Há tesão no ar, e é impossível ignorá-lo.

Começo a dançar e passo as mãos pelo meu corpo de um jeito que jamais faria em uma boate comum. Uma voz masculina se anuncia por cima do meu ombro, e meu coração acelera quando me viro. Ele é gostoso e usa o short mais minúsculo que já vi.

O homem se apresenta e estica a mão. Parece engraçado trocar um aperto de mãos formal em uma festa como essa. Sorrio e a aceito, também me apresentando.

— Quer que eu te mostre onde guardar seu casaco? — grita ele por cima da música.

Esqueci que ainda estava "de roupa". Faço que sim. Ele pega minha mão, e percebe como fico ciente do contato entre nós. Seu toque não é nem macio demais nem áspero demais, mas é quente, firme e reconfortante. Ele me leva até a chapelaria — há uma longa fila, mas consigo escutá-lo melhor aqui. Contamos como descobrimos sobre aquele lugar e rimos do que nossos vizinhos teriam pensado se nos vissem sair de casa com aquelas roupas. Então começamos a conversar sobre *por que* viemos. O clima entre nós muda enquanto falamos sobre as coisas de que gostamos. Sobre o que achamos que gostaríamos de experimentar.

Entrego meu casaco para o funcionário. Vamos para um banco próximo, e o olhar do meu novo amigo percorre minhas pernas cobertas apenas pela meia arrastão, a blusa de tule que exibe meus seios. Percebo a aprovação em seu sorriso.

— Você está... — diz ele, se perdendo no meio da frase e sorrindo ainda mais. Seu olhar faz meu corpo inteiro formigar.

— Posso te beijar? — pergunta, e se inclina para perto.

Uma onda de adrenalina corre em minhas veias.

Assinto. Ele já me disse que gosta de contato visual direto, que isso intensifica suas sensações, então não desvio o olhar. Contei que gosto da dor de ter meu cabelo puxado, e aí ele faz exatamente isso, puxando minha cabeça para trás. Ele se inclina para a frente e pressiona os lábios contra a minha boca, exposta. Chego mais perto, e nossas línguas se tocam. De repente, sinto como se estivesse em queda livre. As pessoas ao redor e a batida da música na pista de dança desaparecem, deixando apenas nós dois. Quando ele se afasta, a realidade ao nosso redor volta com força, e ver as duas pessoas ao lado trocando um beijo intenso, as línguas explorando a boca uma da outra com vontade, me faz querer mais. Não consigo conter uma risada ao pensar em como tudo está acontecendo rápido, mas fui até aquele lugar para seguir meus desejos. E é isso que faço.

Digo para ele que ainda não fui à sala dos fetiches.

— Vamos dar uma olhada?

Ele topa. Mais uma vez, pega minha mão e me leva em direção a uma escada de metal. Ele me deixa ir na frente, para ficar olhando minha bunda. Rebolo mais do que o normal enquanto subo os degraus.

Estamos na sacada que cerca a pista de dança. De mãos dadas, vamos até a sala do lado oposto ao que estamos. Na recepção, tinham explicado onde ficava, mas seria fácil de encontrar por causa da luz vermelha que transborda da porta e ilumina o piso escuro. À medida que nos aproximamos, o som de tapas e gemidos passa a se misturar com o da música no andar de baixo. Percebo meu nervosismo. Quero tudo que estiver por vir.

Cortinas de plástico bloqueiam a visão de quem está do lado de fora, mas dou uma espiada antes de entrarmos. Os meus olhos encontram cenas que só imaginei em fantasias loucas. A sala está cheia de apetrechos que nem sei nomear. Uma pessoa ocupa um banco projetado para tapas — prendedores forrados mantêm suas pernas afastadas e sua bunda no ar em uma posição perfeita. Um homem ergue a mão e bate na bunda dela com força, o tapa soa tão alto que ecoa pelo cômodo. Há corrimões em que você pode ser amarrada ou se apoiar para foder em pé. Várias pessoas ocupam os tapetes no chão, algumas peladas, outras ainda de roupa. Corpos se contorcem em grupos com três, quatro ou mais gente, por toda a sala, soltando gemidos de prazer que são como música para os meus ouvidos. No canto, uma mulher tateia os braços e tornozelos de um homem, depois as coxas, onde suas mãos desaparecem na bunda dele. Outra mulher se come com um dildo enquanto observa dois caras se beijando. O espaço cheira a óleo de massagem, lubrificante, suor e gozo. Tudo é avassalador e incrível ao mesmo tempo.

Vejo um corrimão alto com algemas penduradas no topo.

— Quero que você me prenda ali e me beije — digo para ele.

Ele abre um sorrisinho e me diz que sou uma boa menina por pedir aquilo. O calor de tantos corpos trepando esquenta a sala, mas o metal duro está gelado e espeta a minha pele nua. Meu parceiro me aperta e olha no fundo dos meus olhos, que brilham com a luz vermelha da sala. Ficamos nos encarando, e há uma tensão entre nós. Ele se inclina para a frente e enfia a língua na minha boca.

— Quero que você se toque — anuncia ele, se afastando.

Obedeço, chupando um dedo para molhá-lo e deslizando a mão para dentro da calcinha. Esfrego o clitóris para a frente e para trás.

— Boa menina — diz, sustentando o nosso olhar.

O calor inunda meu corpo enquanto ele me observa. Ele se aproxima e puxa meu cabelo de novo. Minha boceta lateja com aquele gesto de controle. Então enfia a mão dentro do short, puxa o pau ereto para fora e começa a se acariciar, o tempo todo olhando nos meus olhos. Deixo escapar um gemido, o calor entre nós aumentando.

Ele nos leva para um banco largo, parecido com uma cama, que já é ocupado por dois casais em cada extremidade, transando, gemendo e metendo. Em seguida diz para eu me sentar entre eles e eu obedeço, meus olhos vagando por seus corpos, me dando mais tesão. Ele segura o pau na frente da minha cara e puxa meu cabelo, para que eu o encare de novo.

— Abre a boca.

Ele se inclina um pouco para baixo e deixa uma gota grossa de saliva escorrer da sua boca até a minha. Eu a deixo cair na minha língua, sentindo minhas bochechas corarem.

— Boa menina — repete ele.

As ordens e os elogios dele aumentam meu tesão mais do que eu imaginava. Talvez eu estivesse precisando disso o tempo todo. Ele solta meu cabelo e faz um gesto indicando o próprio pau. Eu enfio na boca sua pica quente, sinto-a deslizar na língua. Ele gosta quando alcança o fundo da minha garganta. E geme enquanto lhe dou prazer.

Então ele me empurra no banco, olhando para minha boceta. A meia arrastão está no meio do caminho.

— Rasga — ordena ele.

Eu arrebento as linhas até a virilha, pronta para ele.

— Boa menina.

Ele puxa a calcinha para o lado e cospe na mão antes de enfiar os dedos em mim. Respiro fundo ao sentir sua mão quente cobrindo meus lábios enquanto seus dedos massageiam meu ponto G. Ele se inclina para baixo e chupa meu clitóris ao mesmo tempo. Aproveito ainda mais a situação ao olhar para o meu lado esquerdo. Um pau desliza devagar para fora de uma boceta, e então a soca com força de novo. Enquanto assisto, meu desejo aumenta.

Volto a olhar para ele entre as minhas pernas e levo uma das mãos à sua cabeça.

— Me come — exijo.

Ele limpa a boca com a mão e vem para cima de mim, seu corpo espetacular sob a luz vermelha. Ele me beija, e sinto meu gosto na sua língua. Há caixas de camisinha espalhadas pela sala; ele levanta para pegar uma, depois volta pelo labirinto de corpos nus se esfregando e a coloca no pau duro enquanto deito no banco. Ansiosa, espero por ele enquanto me toco. Puxo a calcinha para o lado quando ele se aproxima por cima de mim e desliza para dentro seu pau duro como pedra. Inspiro profundamente conforme ele mete mais fundo, devagar, centímetro por centímetro. Minha boceta lateja ao redor da sua pica grossa. Sou instantaneamente tomada por choques elétricos a cada estocada, com ele me preenchendo. Olho para baixo para vê-lo metendo e volto a fitá-lo. Ele agarra meu cabelo e nossos olhares se encontram.

— Se toca — diz.

Estico a mão para baixo e a movimento em torno do meu clitóris, o que imediatamente faz eu me apertar ao redor dele.

— Boa menina — grunhe.

Ele olha para a direita, e o imito. Uma mulher linda está sendo comida por trás, seu rosto, exibindo uma expressão eufórica, está pressionado contra o banco. Seus gemidos se misturam aos meus.

Volto a olhar nos olhos dele enquanto meu prazer aumenta cada vez mais. Seu pau está acertando aquele lugar gostoso, e sinto que estou me aproximando do clímax, sem parar de me tocar. Ele mete cada vez mais fundo, e posso senti-lo latejando dentro de mim. **Então puxa meu cabelo com mais força, e uma onda de calor me domina. Solto um gemido alto — o suficiente para distrair alguns dos outros ocupantes da sala —, chegando ao orgasmo, em êxtase. Agrego mais prazer à sala dos fetiches.**

— Goza pra mim — imploro.

Os olhos dele brilham diante da minha ordem, e ele obedece, soltando um gemido profundo enquanto o sinto pulsar dentro de mim, libertando-se completamente.

Meu parceiro desaba em cima de mim, e abro um sorriso enorme contra seu ombro.

Acabei de ser comida em uma festa de swing, no meio de um monte de gente. A vida é mesmo muito louca.

Agora, vamos ver o que o restante da noite me reserva...

DICA 18
EDGING

Sabe o que é melhor do que um orgasmo? Um orgasmo que você negou a si mesma algumas vezes. Por que não usar a próxima história para experimentar essa técnica?

Talvez essa já seja uma prática comum durante suas relações sexuais com outra pessoa, mas também pode ter resultados incríveis durante o sexo solo e a masturbação. Sabe quando você está quase gozando, mas, um pouquinho antes, o estímulo cessa e acaba o clímax? Isso é o *edging*, uma forma maravilhosa de aumentar o prazer e prolongar a experiência. Você pode fazer isso quantas vezes quiser, tornando o orgasmo muito mais intenso do que seria no primeiro momento.

Minha sugestão para experimentar essa técnica é curvar as mãos com firmeza sobre a vulva e pressioná-la quando você achar que está prestes a chegar ao orgasmo — não retire totalmente as mãos do nada, porque cortar o estímulo por completo pode ser bem empolgante por si só! Cabe a você decidir quantas vezes quer se negar o orgasmo, mas, se estiver começando agora, talvez seja melhor fazer isso duas vezes e gozar na terceira, para não se frustrar.

Aliás, alguns vibradores têm configurações semelhantes ao *edging*, em que vão aumentando até uma vibração e velocidade mais intensas, e então voltam para o começo.

OBSERVAÇÃO: *Pode ser que você precise de um pouco de prática para dominar o controle do orgasmo, então está tudo bem se não gozar ou gozar, mas não de forma tão intensa — apenas certifique-se de aproveitar a experiência e de não pôr pressão em si mesma.*

ESPIÃ

TEMPO DE LEITURA
> 10 minutos

A COMPANHIA É
Hostil

LISTA DE SAFADEZAS
☐ Masturbação
☐ Estímulo do clitóris/dedadas
☑ Cunilíngua
☑ Boquete
☐ Estímulo dos mamilos
☑ Penetração vaginal
☐ Estímulo anal/da bunda
☐ Tapas
☐ Brinquedos eróticos
☑ Asfixia
☐ BDSM

Afasto o meu olho do telescópio no tripé, porque minha perna está ficando dormente e preciso sacudi-la para a sensação passar. Qualquer chão de concreto é desconfortável, mas um chão de concreto de Moscou no meio de março é *congelante*. Estou usando roupa térmica por baixo do traje cinza (para me camuflar melhor neste prédio comercial abandonado), mas não importa o quanto você se cubra: se não estiver em movimento, vai ficar com frio. *Como eu queria que ele voltasse pro Panamá*, penso — foi maravilhoso segui-lo lá.

Volto a olhar pelo telescópio. O foco está voltado para o café moderninho sete andares abaixo de mim, do outro lado da rua, que ele frequenta quando vem para cá. (Erro de principiante: ter uma rotina.) Observo-o mexer o café com uma das mãos e folhear o jornal com a outra. "Ele" é um importante advogado russo, que trabalha para um oligarca que comercializa armas de fogo ilegais. Anos atrás, passou a trabalhar para nós como agente duplo, mas temos motivos para acreditar que está escondendo informações importantes e talvez usando sua posição como infiltrado para nos espionar. Minha missão é conseguir provas de seja lá o que estiver acontecendo de fato.

Um garçom se aproxima para ver se ele quer comer algo. Já sei que não, porque ele não come antes do meio-dia. Vigiar uma pessoa com tanta intensidade significa aprender coisas sobre ela. Sei que ele gosta de jazz, que passa as próprias camisas em vez de pagar alguém para fazer isso, que tem facilidade para conhecer homens ou mulheres em bares — mas nunca os leva para casa, apenas para quartos de hotel, onde gosta de comê-los contra a janela. Ontem mesmo ele estava comendo uma loira com vontade enquanto olhava para o Kremlin, do quarto no Four Seasons em frente à Praça Vermelha. Acho que deve gostar de vistas bonitas.

Ele termina o café e joga alguns trocados na mesa, colocando as luvas e o casaco, e sai. Enquanto desce a rua, fico impressionada por ele não sentir a necessidade de fechar o casaco. Continuo olhando para a mesa, onde deixou o jornal para trás. Aquilo é um gesto atípico, e me pergunto se deixou algo lá para alguém buscar. Fico esperando para ver se alguém aparece, mas ninguém se aproxima. Mordo o lábio, pensando. O café é do outro lado da rua, e os garçons são lentos. Daria tempo de ir até lá e ver por conta própria.

Rapidamente, desmonto o telescópio, o guardo na mochila e sigo para a escada. A porta de metal enferrujada faz um som metálico quando a abro. Começo a descer... e um calafrio percorre o meu corpo. Sinto minha nuca formigar com a sensação de que tem alguém por perto. Paro de andar, e meus sentidos entram em alerta, meus ouvidos se esforçam para captar qualquer coisa. Mas não vejo nem escuto nada, e preciso chegar a tempo na cafeteria, então volto a descer.

Foi um erro me mexer. Antes de dar mais um passo, sou jogada contra a parede por alguém que sai das sombras atrás de mim. O antebraço pressiona meu pescoço, me impedindo de me mover e de respirar direito. Não acredito. É *ele*.

— Por que você está me seguindo? — grita em inglês, com um forte sotaque russo.

Merda. Engulo em seco, minha mente girando rápido enquanto tento inventar uma desculpa.

Ele agarra meu queixo com a mão enluvada. É estranho vê--lo tão de perto na vida real — normalmente, eu o observo de longe, com zoom. Seus olhos são frios, mas intensos, de um jeito fascinante. Ele aperta as minhas bochechas e repete:

— *Por que você está me seguindo?*

— Não estou — digo, tentando parecer assustada. Não é difícil fingir, já que é verdade. — Não sei quem você é. Sou consultora imobiliária, estou fazendo uma análise.

Tenho uma crise dramática de tosse por causa da pressão do braço dele, torcendo para passar a impressão de ser inocentemente patética.

Ele ri. Solta uma gargalhada de verdade, e, de repente, me dou conta de que ele está falando comigo em inglês, e meu estômago se revira. Como ele sabia que eu não era russa?

— Isso foi bem convincente, mas sei quem você é, *agente especial Clark.*

Hora de ir. Dou uma joelhada no saco dele. Aproveito enquanto ele desmorona para pular pela escada, descendo quatro degraus por vez, girando pelo corrimão. Meu coração bate tão forte que parece prestes a sair pela garganta, disparado de medo e empolgação. Para ser sincera, é por causa desta adrenalina que adoro meu trabalho.

O som alto de passos atrás de mim indica que ele já se recuperou e está no meu encalço. Sou pequena e ágil, ele é mais alto e forte — sei que tenho vantagem —, mas me arrisco a olhar para trás e ver onde ele está. Então acabo não percebendo o degrau quebrado na minha frente e desabo no chão, a dor surgindo no ponto em que aterrisso.

Duas mãos me puxam para o próximo patamar, e então ele usa os joelhos para prender minhas coxas, apertando minhas mãos contra meu peito para imobilizá-las. Luto em vão para me libertar enquanto ele repete a pergunta:

192   ESTE LIVRO VAI TE FAZER SENTIR

— Por que você está me seguindo? Se me contar, talvez eu te solte.

Dá para perceber que ele teve aulas de defesa pessoal, mas sei que, no fundo, não passa de um executivo, e nenhum executivo gosta de receber uma cusparada no olho. Acumulo saliva e cuspo no seu rosto. Ele afasta as mãos de mim na mesma hora para se limpar, deixando meu cotovelo livre para acertar suas costelas. Ele se curva de dor, mas, apesar de eu tentar tirá-lo de cima de mim, não se mexe. Como ainda estou presa, tento outra tática. Coloco as mãos dentro do seu casaco, sentindo seu peito quente e firme enquanto busco suas axilas — e aí faço cócegas. Desta vez, funciona. Ele vacila ao se retrair, e consigo empurrá-lo. Eu me jogo para o próximo lance de escadas, a adrenalina impulsionando tanto minhas pernas que quase pareço voar.

Então sinto um puxão na minha mochila. Tento tirar os braços das alças, mas é tarde demais. O executivo me pegou de novo. Mais uma vez, me joga contra a parede, apertando minhas coxas com os joelhos, para não levar outra joelhada. Seu rosto está a um centímetro do meu, e sinto o hálito quente e o pau dele — duro feito uma pedra — me pressionando.

Olho para baixo para ver se é isso mesmo. E é.

— Você está gostando disso? — pergunto em um tom maldoso.

A verdade é que... eu meio que estou gostando também. Adoro tanto a adrenalina de ser perseguida que estou excitada. Continuo falando, tentando envergonhá-lo, porque sei que é algo que homens com egos enormes detestam.

— Achei que você só gostasse de transar quando tem uma vista bonita — comento.

Ele solta outra risada fria.

— Você se acha tão esperta — diz, o olhar descendo para os meus lábios, sua expressão de pura raiva se misturando a um desejo crescente. Ele se aproxima e sussurra ao meu ouvido: — Eu transo na janela pra você assistir.

Ele sabia esse tempo todo que eu estava olhando. Chego a sentir calafrios de medo e prazer. Eu me remexo, mas percebo que não estou tentando fugir — na verdade, ao me movimentar, sinto o pau dele se esfregar ainda mais em mim.

Não consigo evitar: cedendo ao desejo, me inclino para a frente e beijo a boca dele com vontade. Ele me beija de volta, mexendo a língua com tanta intensidade que sai um pouco de saliva. Ele se afasta e lambe a própria boca, parando para olhar nos meus olhos de novo.

— Abre meu cinto — ordena.

Ele tira peso suficiente de cima de mim para que meus braços, imobilizados e ao lado do meu corpo, consigam abrir seu cinto. Abro o botão e o zíper da calça também, empurrando-a para baixo até chegar no chão. Ele se afasta um pouco, empurrando meus ombros para baixo.

— Se ajoelha e me chupa.

Devagar, para ele não achar que vou escapar, obedeço. Ajoelhada, puxo sua cueca, e seu pau emerge. Não acredito que estou fazendo isso. A ansiedade me inunda, e enfio o pau dele no fundo da minha boca molhada. Ele é incrível — comprido, duro, capaz de preencher minha boceta por completo.

O homem continua segurando meus ombros, mas finalmente relaxa, e minha oportunidade surge. Com as mãos livres, tiro o cinto da sua calça, dobro-o e, com o braço entre duas pernas, o acerto na bunda com uma cintada satisfatória. *Paf!*

Ele grita de dor e me dá a chance de empurrá-lo pelo degrau que falta até o próximo patamar, onde cai de costas. Enquanto se recupera do choque, aproveito para tirar minha calça cinza e a térmica, e sento gostoso naquele pau duro. Estou ofegante de tesão enquanto ele me preenche, subindo e descendo. As ondas de prazer me fazem apertá-lo lá dentro. A fricção das nossas peles me dá vontade de derreter, de ficar sentada ali, cavalgando nele, para sempre. Então vejo sua mão descendo para o bolso do casaco — para pegar... uma arma, uma faca? Não posso arriscar. Agarro seu pescoço e continuo cavalgando enquanto aperto suas vias aéreas, de forma que suas mãos desistem de pegar o que buscavam e tentam soltar meus punhos.

Ele não consegue, mas, com uma força incrível, me puxa para cima e me tira de cima dele, me jogando de costas no chão. Ele mete o pau em mim de novo, e grito em êxtase. Ele sai e entra, me fazendo sentir vazia e preenchida. Agora, é ele quem move as mãos para o *meu* pescoço. A falta de ar vertiginosa intensifica ainda mais o prazer de senti-lo me preenchendo, então nem tento afastá-lo.

— Já está desistindo — diz ele em um tom zombeteiro, ofegante, me provocando enquanto mete em mim.

O lado bom de ele estar me asfixiando é que não consegue controlar meus braços. Eu envolvo suas costas e finco minhas unhas. Ele grita de dor, e suas mãos soltam meu pescoço quando ele se afasta de mim e se senta. Eu me impulsiono para me sentar também e volto a empurrá-lo de costas no chão. Subo depressa pelo seu corpo para montar no seu pescoço, com os joelhos apoiados no concreto frio, e sento na boca dele. Pressiono os dedões sob os olhos dele e digo que vou machucá-lo se ele fizer qualquer coisa errada. Ele não responde, porque não consegue.

Em vez disso, me encara com seus olhos frios e usa a língua quente para lamber meu clitóris. Estou determinada a gozar assim, a alcançar o ápice do prazer sem que ele consiga fazer o mesmo. Meu clímax se aproxima enquanto sua língua me percorre inteira. Ele lambe meus lábios, entra na minha boceta, depois dá uma volta e passa por cima do meu clitóris de novo. E repete esse movimento até me deixar enlouquecida de tesão. **Fecho os olhos, me apoio nele e o prazer explode em mim.**

Eu gozo, e ele sabe que é o meu momento mais vulnerável. Então escapa de baixo de mim, gira e me empurra de bruços contra o patamar de concreto. Com uma das mãos pressionada nas minhas costas, ele mete o pau dentro de mim e me come por trás com cada vez mais força. Por fim, estremecendo forte e soltando um gemido, ele goza.

Seu peso desaba sobre mim, e, por alguns instantes, ficamos deitados ali, parados e em silêncio. Tento me mexer, mas ele me mantém imobilizada.

— Ainda preciso saber por que você está me seguindo — suspira ao meu ouvido.

Parece que vamos ter que fazer tudo de novo.

DICA 19
FLERTE COM OS
CINCO SENTIDOS

No início do livro, falei um pouco sobre prazer sensorial com temperatura e texturas, mas nesta dica quero incentivar você a pensar de verdade em como ativar os cinco sentidos durante a leitura do próximo conto erótico.

TATO

Com o que você vai se tocar? Mãos, vibradores, dildos ou outros brinquedos?

AUDIÇÃO

O que você está escutando? Talvez esteja ouvindo este livro! Mas, se estiver lendo, então coloque uma trilha sonora sexy — ou pode ser que você prefira uns sons relaxantes no YouTube, como chuva batendo na janela, sons da floresta ou de pássaros cantando, que tal?

VISÃO

Onde você está e o que consegue ver? Caso esteja escutando este livro, quer olhar para algo sexy ao mesmo tempo? Quem sabe hoje sinta mais tesão se ficar sentada diante da janela, olhando para o quintal? Ou talvez seja interessante criar um clima com a iluminação.

OLFATO

Você tem algum incenso ou vela que te dê tesão? Tem um perfume favorito que faz com que se sinta irresistível? Algum creme delicioso que possa esfregar pelo corpo todo?

PALADAR

Se você fosse transar com outra pessoa, provavelmente teriam comido ou bebido algo gostoso. Faça o mesmo para o sexo solo! Que gosto você quer ter na sua língua enquanto se toca? Chocolate? Um golinho de vinho? Morangos? Ou pizza?!

Vale muito a pena maximizar todos os seus sentidos durante o sexo solo. Ao focarmos em cada um deles, nos sentiremos bem alertas às sensações que surgirem, e essa atenção pode aumentar nosso prazer.

UM ORGASMO AO AR LIVRE PARA TRÊS

TEMPO DE LEITURA
< 10 minutos

AS COMPANHIAS SÃO
Safadas

LISTA DE SAFADEZAS
☑ Masturbação
☑ Estímulo do clitóris/dedadas
☑ Cunilíngua
☐ Boquete
☑ Estímulo dos mamilos
☑ Penetração vaginal
☐ Estímulo anal/da bunda
☐ Tapas
☐ Brinquedos eróticos
☐ Asfixia
☐ BDSM

Acordo com o sol batendo nos lençóis. Eu amo dias ensolarados, mas é viver em uma cidade grande dificulta muito tomar sol. Mesmo assim, o céu azul está tão bonito... Talvez eu vá ao parque aqui perto, com meu biquíni novo para pegar um pouco de vitamina D.

Antes de sair, paro nua diante do espelho e passo protetor solar, esguichando-o na minha mão e esfregando com firmeza, devagar, pelo corpo. Observo meu reflexo e faço uma pausa, apreciando a cena. Estou toda me querendo hoje. Quando saio de casa, coloco os óculos escuros e sinto o sol no meu rosto, me aquecendo como um banho quente. O calor e a confiança com que acordei hoje fazem eu me sentir satisfeita, relaxada — talvez até pronta para uma aventura.

O parque não está tão cheio quanto eu havia imaginado — há apenas alguns grupos de amigos deitados na grama, ouvindo música, lendo livros ou batendo papo. Perambulo um pouco, procurando o lugar perfeito, um espaço mais isolado que me deixe confortável para mostrar um pouco mais de pele que o normal. Vejo uma pequena clareira depois de umas árvores grandes e alguns arbustos. Perfeito! Meu jardim secreto.

Tiro a roupa e fico só de biquíni — ele é branco, com estampa de cerejas, meio retrô. Depois de abrir minha canga no chão, me estico sob a luz do sol e solto um suspiro satisfeito. Que paraíso. As árvores ao redor abafam o som das outras pessoas no parque, e só escuto o farfalhar das folhas.

Fecho os olhos e começo a sonhar acordada com um colega de trabalho... quando uma risadinha e uma voz baixa me despertam do devaneio. Ainda sem saber como me sinto sobre pessoas invadindo meu espaço isolado, sento e me viro. Por sorte, os óculos escuros escondem a curiosidade. É um casal bonito. A mulher está tirando a roupa, jogando o vestido esvoaçante pêssego no chão, enquanto o namorado estica uma toalha de piquenique. Para minha surpresa, ela fica só de calcinha, que é, na verdade, um fio dental minúsculo que deixa à mostra sua bunda redonda e suculenta. O namorado a observa com um sorriso... e então olha para mim. No mesmo instante, viro a cabeça para o outro lado e finjo que não estava encarando. Sinto o coração disparar — sem querer, me tornei a *voyeur* da tarde ensolarada e sexy deles. Quero olhar de novo, mas me controlo... por enquanto. Em vez disso, escuto os dois rindo e dando em cima um do outro. Depois, tapinhas brincalhões, mordidas de mentira e gritinhos. Então um silêncio recai.

Viro discretamente na direção deles. O namorado, que está sentado perto dos pés da mulher, acaricia o corpo dela devagar. Depois, fica de quatro e começa a beijá-la dos dedos dos pés até as pernas, e aí para, logo em cima do fio dental. Quase consigo sentir sua respiração morna, o desejo que carrega. Tenho certeza de que vão me pegar olhando, mas não consigo evitar. A ansiedade toma conta de mim — eles vão continuar? Aqui, agora, na minha frente?

Com um ar brincalhão, ele puxa a calcinha com os dentes até ela agarrá-lo pelo pescoço e puxá-lo para cima até seus seios. Ele os segura com as mãos antes de beijá-los com voracidade, circulando os mamilos com a língua, e ela arqueia as costas. Minha boca se abre e um leve gemido de prazer ecoa pela clareira. Os dois viram a cabeça e olham para mim. Minha primeira sensação não é de vergonha — é decepção. Agora que foram pegos no flagra, eles vão parar, e não quero que isso aconteça.

Mas então, surpreendentemente, eles voltam a olhar um para o outro e começam a se beijar com vontade. Isso significa que

FLERTE COM OS CINCO SENTIDOS 201

querem que eu assista? Não pode ser. Estou de óculos escuros, eles devem ter achado que eu estava olhando para outra coisa e resolveram continuar. Com certeza foi isso... certo? Eu me obrigo a desviar o olhar — parece falta de educação; nem conheço eles! Deito a cabeça na canga e fecho os olhos. O casal pode fazer o que quiser. Não preciso ficar ouvindo os dois, os sons molhados dos seus lábios na pele um do outro, seus gemidos. O sol está gostoso. Eu me sinto aquecida. E estou com tesão pra caralho.

Os gemidos param. Não ouso olhar, mas então...

Uma sombra cobre o meu rosto. Eu me apoio em um dos cotovelos e levanto os óculos. A namorada se agacha do meu lado, nua, os seios bem na altura dos meus olhos, balançando até pararem. Ela é linda, sua está boca molhada e seus olhos brilham sob o sol. A confiança dela a torna ainda mais interessante.

— A gente viu você olhando — diz.

Eu a encaro, boquiaberta, sem conseguir responder.

— Nós gostamos... — continua ela.

— Gostaram? — suspiro.

— Sim! Achamos você muito gata. E queríamos saber... se você quer participar. — Ela faz uma pausa, mordendo o lábio. — Tudo bem se não quiser. É só que você é muito bonita, e seria divertido...

Engulo em seco.

— Nossa. Hum. Eu nunca fiz nada assim antes.

— Não tem problema. — Ela abre um sorriso malicioso e continua, antes de se levantar e retornar para o namorado: — Vou voltar para lá, mas, se quiser, você será bem-vinda.

Vejo sua bunda balançando de leve enquanto ela caminha e também quando o namorado a agarra exatamente por ali, puxando-a para ele. Ela ri. Os dois são gostosos pra caralho. Seria muita loucura aceitar o convite? Meu coração bate acelerado, e sinto minha boceta latejar, querendo aceitar, ansiando por uma decisão minha.

Olho para a minha canga, depois de volta para eles. Os dois estão se beijando. A mão dele está dentro do fio dental, e ela beija seu pescoço. Tudo bem. Vou topar. Quando levanto, um cachorro late ao longe, e lembro que estamos em um parque, não em um quarto. O risco de alguém passeando com um cachorro nos flagrar acende um fogo em mim. Sinto minhas inibições diminuindo a cada passo que dou na direção deles. Se os dois conseguem fazer isso, então, que se foda... também vou conseguir.

Prendo a respiração enquanto me ajoelho perto deles. Os dois se viram sorrindo para mim, me dando boas-vindas. A recepção já é intensa — a primeira coisa que fazem é me puxar para um beijo triplo. Nossas línguas se entrelaçam, deliciosamente molhadas, e nos aproximamos. Ela usa um perfume floral, e ele tem um leve cheiro doce de suor. Agora que estou perto, levo uma das mãos até o corpo dela, hesitante. Sua pele é quente e macia. Sigo a curva da cintura, querendo tocar seus seios, mas sentindo que ainda não posso.

Paramos de nos beijar porque ela quer tirar a parte de cima do meu biquíni, que logo depois cai sobre a toalha. O olhar dos dois paira sobre meus seios e mamilos, e depois sobre a parte de baixo do biquíni, ainda presente. O namorado me conduz de leve até que eu deite de costas, passando a boca perto do meu pescoço. A respiração dele faz cócegas, e sinto um calafrio conforme sua barba por fazer arranha minha pele. Sua língua se demora na minha orelha antes de descer dando beijos delicados até meus mamilos. Ele começa a chupá-los e mordê-los de leve.

Eu me arrepio de prazer. Ao mesmo tempo, a namorada me beija, deslizando a língua sobre a minha com intensidade — de um jeito quase agressivo —, e começo a desejar que outro buraco seja preenchido. Como se conseguisse ler a minha mente, ela dá a volta no namorado, dando um beijo nas costas dele enquanto seus dedos passam para a parte de baixo do meu biquíni. Ela a tira devagar, revelando minha boceta ensopada para o céu. Nunca fiquei pelada ao ar livre antes; sentir o sol nela é maravilhoso. O namorado para de morder os meus mamilos e tira a cueca, e observo a namorada tirar o fio dental. Ela o pega, ajoelha ao lado da minha cabeça e o enfia dentro da minha boca, como se me amordaçasse.

— Talvez você precise disso — diz.

Fico cheia de tesão com esse gesto, e minha língua sente o quanto o tecido está molhado.

Mas, agora que estou participando, quero ir com tudo. Jogo o fio dental longe e agarro o braço dela, puxando-a para mim. Um sorriso se anuncia na sua boca, e ela chega mais perto, pressionando os lábios macios nos meus, acariciando minha língua com a sua. O namorado senta entre nós duas e pressiona os dedos contra nossa boceta. Sinto as batidas do meu coração ali no meio das minhas pernas. Ele roça os lábios da minha vulva cada vez mais inchada e circula meu clitóris com gestos vagarosos, leves, alternando entre uma coisa e outra de um jeito provocante. Solto um gemido na boca dela enquanto o prazer aumenta e as provocações se tornam mais frustrantes. Ela beija o meu pescoço e dá mordidinhas suaves, sua respiração parece pesada contra a minha pele. Ele para de me tocar, abrindo espaço para a namorada se posicionar entre as minhas pernas, e sobe para me dar um beijo intenso. Quando estou começando a me entregar à sensação da língua dele na minha, sinto a língua *dela* no meu clitóris. As duas sensações juntas são hipnotizantes. Ela pega minha mão, para de lamber meu clitóris e guia meus dedos para minha boceta — está bem molhada. Ela esfrega minha mão por tudo, depois a guia para o pau do namorado, que está quente e duro. Quando meu toque se torna mais firme, indo e voltando, ele solta um gemido baixo.

— Quer dar pra ele? — pergunta a namorada.

Olho para o cara, que ergue uma das sobrancelhas, esperançoso, sexy, na expectativa.

— Quero — suspiro. — Quero *muito*.

Com habilidade, ela abre uma camisinha que tirou da bolsa. É hipnotizante observá-la colocando-a no pau duro dele, e o som suave do látex deslizando me faz salivar. O namorado se deita, e ela me conduz para cima dele. Seu pau entra com facilidade em mim. Eu me inclino um pouco para trás e quero gritar, de tão delicioso que aquilo é, meu prazer sendo intensificado pelo calor do sol na minha pele e pelo gosto do ar fresco. A namorada engatinha e se senta na cara dele. Ela está de frente para mim, mordendo o lábio, e nós duas rebolamos nele, deixando-o nos dar prazer. Eu a puxo pela nuca e a beijo. Gememos na boca uma da outra compartilhando a satisfação crescente. Nunca me senti tão sintonizada com o tesão de outra pessoa. É como se fôssemos gozar juntas.

Ondas de prazer irradiam da minha boceta para minha mente. Eu me contraio inteira, a respiração ficando mais ofegante e rápida. Estou muito confiante agora. Levo os dedos ao meu clitóris e sinto meu orgasmo chegando, cada vez mais perto — olho para a mulher, e sua expressão mostra que ela também está quase lá. **O pau dele acerta o lugar perfeito enquanto cavalgo, para a frente e para trás. Sinto que ele também está chegando ao clímax, latejando dentro de mim. Quando meu corpo é inundado pelo meu orgasmo, solto um gemido escandaloso. Talvez seja o prazer mais intenso que já senti. Um êxtase coletivo, um orgasmo a três.** É como se a luz do sol irradiasse do nosso corpo. Estamos reluzentes. E então desabamos sobre a toalha.

Pouco depois, saindo do parque, ainda estou excitada pelo que acabou de acontecer. Passo a mão pela nuca e levo os dedos à boca. Nunca vou saber se essa gota de suor que chupei veio de mim, se veio dele ou se veio dela — e isso é uma delícia.

DICA 20
LIVRE-SE DE TODOS OS SENTIDOS

Caso você esteja lendo este livro na ordem proposta pelo sumário, talvez pareça estranho se deparar com essa dica, levando em consideração que a anterior falava sobre a importância de usar os cinco sentidos durante o sexo solo. Mas vamos com calma! A dica de agora explica por que vale a pena remover da jogada alguns dos sentidos ou todos eles.

Se você só conseguir sentir toques, então esse foco pode aumentar muito seu prazer. Sendo assim, tente fazer sexo solo no escuro. Usar vendas (as de seda são as melhores!) e fones com cancelamento de ruído pode restringir os sentidos de um jeito que dá muito tesão. Em geral, ao não ouvir nem ver nada, todos os outros sentidos se aguçam. Cada toque é amplificado. Testar isso pode ajudar você a entender a textura do seu corpo e como ele reage a cada toque.

Para o próximo conto, se você estiver lendo este livro, por que não colocar tampões de ouvido e diminuir a luz (ou, caso se relacione com alguém, peça para essa pessoa ler em voz alta e cubra seus olhos com uma venda). Se estiver escutando o audiolivro, use uma máscara de dormir.

Confissão: uma vez, me masturbei em um tanque de flutuação (o que é proibido), que é uma pequena banheira coberta em que você fica boiando na escuridão e no silêncio. A água salgada mantém seu corpo na superfície, então, se você se deita e relaxa, parece estar flutuando no espaço. Quando fui num desses, não pude deixar de aproveitar essa brincadeira sensorial tão fantástica! Nem preciso dizer que foi maravilhoso boiar e me tocar, né?

VENDADA

TEMPO DE LEITURA
< 10 minutos

A COMPANHIA É
Surpreendente

LISTA DE SAFADEZAS
☐ Masturbação
☑ Estímulo do clitóris/dedadas
☑ Cunilíngua
☐ Boquete
☑ Estímulo dos mamilos
☑ Penetração vaginal
☐ Estímulo anal/da bunda
☐ Tapas
☑ Brinquedos eróticos
☐ Asfixia
☑ BDSM

LIVRE-SE DE TODOS OS SENTIDOS 209

Ele leva outra garfada de filé à boca, mastigando devagar enquanto continuo com a conversa. Observo seus lábios, procurando algo que me incomode ainda mais, mas na verdade ele mastiga de um jeito educado, discreto.

— Então... Pois é, acho que por agora só quero conhecer pessoas novas, criar conexões. Talvez encontre algo permanente em algum momento, mas sem qualquer pressão...

É a ladainha de sempre que repito em encontros quando me perguntam "O que você está procurando agora?". Ele termina de mastigar e, de alguma forma, consegue parecer arrogante sem dizer nada. A culpa não é dele, na verdade. Sei que não curto homens executivos, mas sempre aceito sair com eles.

Estou pensando na nova série de suspense da Netflix que quero muito assistir quando chegar em casa, quando ele pergunta:

— E o que você está procurando... sexualmente?

Levanto as sobrancelhas. Não por não gostar de falar sobre o que quero, mas porque esse tipo de homem não costuma se interessar pelo que eu gosto na cama. Eu o encaro com um olhar pensativo, gostando do rumo da conversa, mas analisando o quanto quero expor para alguém que acabei de conhecer.

Decido ser evasiva.

— O que *você* está procurando?

Ele sorri para mim.

— Tenho um desejo bem específico. Você tem interesse em explorar seu prazer?

Mas que pergunta!

— Sempre estou interessada em sentir *mais* prazer, se é isso que você quer dizer — respondo.

Ele aguçou minha curiosidade... Talvez nosso encontro chato esteja prestes a dar uma guinada.

210   ESTE LIVRO VAI TE FAZER SENTIR

— Gosto muito de vendar mulheres e conhecer seus corpos de formas diferentes.

Ele faz uma pausa e me encara, atento, analisando minha reação ao que acabou de falar. Tento manter o rosto inexpressivo, mas fiquei um pouco boquiaberta.

— Se quiser, posso te levar pra casa e vendar... *você*.

Ele se demora na palavra "você".

Baixo o garfo e a faca no prato e digo, no tom mais despreocupado do mundo:

— O que você faria comigo?

— Contar estragaria a experiência. Se não for pedir muito, queria que você confiasse em mim, e, se eu fizer alguma coisa de que não gostar, é só dizer a palavra "vermelho", e vou parar na mesma hora.

Caramba, penso. A série da Netflix vai ficar para outra hora.

Ele mora em um prédio alto, cheio de apartamentos modernos e estilosos. A típica casa fria de um homem solteiro — como eu esperava —, mas há sinais de uso: um jornal aberto na mesa, canecas na pia, fotos na parede — provavelmente da família. Isso o faz ganhar pontos comigo. Ele põe as mãos nos meus ombros e me guia para uma porta no canto da sala: seu quarto. Sinto uma onda de adrenalina com aquele toque.

— É aqui que vou te vendar — anuncia, fechando as cortinas da janela atrás de uma cama grande, com lençol cinza. — Pronta?

— Pronta.

Ele sabe como pedir consentimento, o que me dá tesão, mas a formalidade com que chegamos a um acordo faz com que eu precise me controlar para não rir.

O vejo caminhar até a mesa de cabeceira e abrir uma gaveta cheia de objetos que não consigo identificar da porta, onde estou

LIVRE-SE DE TODOS OS SENTIDOS   211

parada. Então puxa uma venda de seda preta, o tecido cai por seus dedos de forma sedutora. A vontade de rir desaparece, e a expectativa faz meu corpo inteiro formigar.

O homem para atrás de mim e coloca o tecido por cima dos meus olhos. Não consigo enxergar nada. O material é macio, e ele o amarra atrás da minha cabeça com a pressão certa.

Ele me guia até a cama. O toque da sua pele nos meus dedos já parece mais intenso do que seria se eu conseguisse enxergar. Meu coração bate forte, acelerado, sem saber o que vai acontecer. O chão desaparece, e me dou conta de que ele me pegou no colo. Sua respiração faz cócegas na minha orelha.

— Vou te deitar na cama e tirar sua roupa toda — sussurra, e as vibrações do som me causam arrepios.

O homem me deita delicadamente e abre os botões do meu vestido com cuidado. O movimento do tecido causa faíscas no meu peito e na minha barriga. Cada gesto é lento, pensado, e minha respiração fica demorada e calma, seguindo o ritmo dele. Assimilo o máximo possível daquelas sensações, incluindo a ansiedade e a adrenalina que começaram a me dominar.

O ar frio percorre a parte superior do meu corpo quando ele puxa o vestido de baixo de mim. O lençol macio em que estou deitada seduz minha pele. Ele coloca uma das mãos sob as minhas costas e abre meu sutiã. Um instante depois, escuto a peça cair no chão com um som suave. Fico me perguntando como pareço para ele agora — praticamente nua, apenas de calcinha. Sei que seu próximo passo deve ser lidar com isso...

Sinto sua respiração por cima do tecido, e meu coração dispara com a consciência de que a cabeça dele está entre as minhas pernas. Provocante, ele traceja com o que parece ser seu polegar meu clitóris e depois minha boceta. Também consigo sentir sua respiração quente lá, e quero que ele afaste a calcinha e me chupe. Em vez disso, ele morde e chupa a parte interna da minha coxa, as mãos percorrendo minhas pernas. Ele para e se afasta, e a ausência do seu toque me causa calafrios. Não sei o que vai acontecer, e isso me assusta e me excita. Sinto ele enroscar os dedos na calcinha e tirá-la. Agora, estou nua na cama, vulnerável e à disposição dele.

Sinto o peso na cama mudar, e sei que ele se levantou. Escuto a gaveta se abrir, e o tilintar de metal, ou talvez de vidro, enquanto ele mexe em alguns objetos. Enquanto espero, ansiosa, qualquer mínimo som é capaz de ecoar pela minha cabeça.

Uma leve sensação de cócegas surge no meu braço mais próximo a ele. Algo na minha pele parece leve como o ar, mas faz uma torrente de vibrações percorrer meu corpo inteiro. Sinto mais cócegas do que imaginava, e mordo o lábio para não rir. Ele passa o objeto pelo meu peito, descendo entre os seios, parando para circular cada um. Meu corpo se contorce e pulsa com a sensação, que parece uma mistura de tortura e prazer. Ele vai para os meus pés. *Ah, droga.* Inspiro em busca de ar, tentando me recompor. Ele deve estar segurando uma pena, e continua a subi-la pelas minhas pernas, e, muito lentamente, segue para a boceta. Ele roça meus lábios, e de repente o toque sutil desaparece, sendo substituído por sua língua molhada. A mudança de uma coisa para a outra é maravilhosa, da provocação delicada para a língua firme, quente, em movimento.

Afundo a cabeça no travesseiro e me perco na sensação quente e úmida. Então noto que há um novo objeto em cena. Parece gelado e duro, subindo pela parte interna da minha coxa. O frio me faz respirar fundo. É uma sensação estranha e confusa aquela coisa deslizando pela pele de forma tão suave, quase se-

LIVRE-SE DE TODOS OS SENTIDOS 213

dosa. Ele o posiciona na entrada da minha boceta, onde ocupa o espaço entre o que sei serem meus lábios inchados e prontos... e para de movê-lo. O desejo cresce dentro de mim — quero que ele o enfie em mim, estou impaciente para compreender seu tamanho e formato.

Solto um suspiro de surpresa quando escuto o som de algo vibrando ao lado da minha orelha esquerda. Ele passa o vibrador para minha boca, apoia-o sobre meus lábios, esperando que eu o molhe com a língua.

— Chupa.

Ouvir sua voz sem ver onde ele está faz meu coração acelerar. Obedeço e coloco o objeto vibrante na boca, molhando-o com a saliva. Minha língua formiga, e sinto como se uma corrente elétrica me atravessasse.

— Boa menina — diz ele, o elogio aumentando inesperadamente o meu tesão.

Quando esse objeto misterioso vai entrar em mim?

Ele passa o vibrador molhado em meus mamilos, que enrijecem, e circula cada seio de forma ritmada. Minha respiração se torna mais ofegante e pesada, e sei que posso chegar ao meu limite bem rápido.

Ele desce a vibração até meu clitóris e, no instante que deixo um gemido escapar, enfia em mim o objeto frio e duro que estava parado ali. Dessa vez, solto um gemido alto, que ecoa pelo quarto.

— Boa menina — repete.

Acho que a meta da minha vida é ouvi-lo repetir isso. Dentro de mim, a sensação do objeto — que deve ser um dildo de vidro ou metal — é firme e molhada. Ele faz um movimento de vaivém, tocando meu ponto G, enquanto o vibrador estimula meu clitóris. Gemendo, eu me contorço no lençol, agarrando o tecido e torcendo-o com os punhos. Ele está me levando para outro nível, me dando um prazer que eu nunca tinha vivido antes.

Sinto que estou a ponto de gozar, o prazer se tornando quase insuportável. É difícil respirar.

Sem saber onde ele está, suas palavras seguintes reverberam pela minha cabeça como as de um deus:

— Você vai gozar pra mim agora.

Ele acelera o ritmo do dildo e mexe o vibrador ao redor do clitóris. Deixo gemidos escaparem, incontroláveis.

— Vou gozar...

— Boa menina.

E, com isso, mergulho em um redemoinho de êxtase orgástico quente. Minha boceta puxa o dildo mais fundo enquanto latejo ao redor dele. Meu corpo perde cada centímetro de conexão com o mundo por alguns lindos segundos.

— Você foi muito bem. Obrigado — diz ele, seu elogio me fazendo corar.

Nunca mais quero tirar esta venda.

DICA 21
ESTÍMULOS MÚLTIPLOS

Quando se trata de sentir prazer, é comum que um único estímulo seja suficiente. Porém, muitas vezes é um caso de quanto mais, melhor. Aqui vão algumas combinações de estímulos para você experimentar:

- Interno – clitoriano.

- Interno – clitoriano – mamilos.

- Interno – clitoriano – anal.

- Clitoriano – anal.

- Interno – anal.

- Clitoriano – mamilos.

Essa é uma boa oportunidade para você descobrir quais sensações se amplificam quando outras são acrescentadas. Sem o estímulo clitoriano, talvez você não sinta muito prazer internamente, mas quando os dois acontecem juntos, é mágico. O mesmo pode valer para todas as zonas erógenas. Seja tocando a parte interna das coxas, os mamilos ou usando um plug anal! As coisas mudam e parecem diferentes quando mais de alguma coisa acontece ao mesmo tempo. O prazer duplo ou triplo pode ser uma experiência intensa e maravilhosa. Para o próximo conto, por que não tentar ao mesmo tempo estímulos internos e clitorianos ou clitorianos e nos mamilos? Ou — caso esteja com coragem — interno, clitoriano e anal? Isso pode ser excessivo para algumas pessoas, mas, se quiser se aventurar, é uma jornada interessante.

ENTRE DOIS PAUS

TEMPO DE LEITURA
< 7 minutos

AS COMPANHIAS SÃO
Atrevidas

LISTA DE SAFADEZAS
☐ Masturbação
☑ Estímulo do clitóris/dedadas
☑ Cunilíngua
☑ Boquete
☑ Estímulo dos mamilos
☑ Penetração vaginal
☑ Estímulo anal/da bunda
☐ Tapas
☐ Brinquedos eróticos
☐ Asfixia
☐ BDSM

Eu, meu colega de apartamento Daniel e nosso amigo Reggie estamos no sofá. Estou no meio, e estamos grudados uns nos outros, porque os garotos escolheram um filme clássico de terror para assistirmos, óbvio. Quando eu era pequena, tinha pavor de assistir a *O Chamado* sozinha — até hoje, fico com medo de ter uma televisão no quarto. Não sei por que eles me obrigam a assistir a essas coisas. Às vezes, acho que é só uma desculpa para ficarem grudados em mim.

Tirando o barulho da mastigação da pipoca, da nossa respiração e da trilha sonora tensa do filme, a sala está em silêncio. E escura também: há apenas uma luminária na mesinha ao nosso lado e o brilho frio da televisão. Reggie está com uma das mãos apoiada na minha coxa, e me aperta sempre que algo assustador acontece. Daniel está com um braço esticado sobre o encosto do sofá, logo atrás dos meus ombros — ele fica descendo-o para me abraçar de um jeito protetor, seu braço roçando minha nuca. Não sei se é por causa do filme ou dos toques frequentes em lugares sensíveis, mas meus braços se arrepiam o tempo todo.

Olho de um para o outro. Estão concentrados no filme, a luz da televisão sendo refletida na pele de ambos. Reggie nota que eu o observo. Ele se aproxima de mim, seu hálito está salgado por conta da pipoca.

— Assustador demais pra você, né? — indaga.

— Não, está ótimo!

— Sei...

Ele ri e ergue as sobrancelhas para Daniel. Os dois riem, e Daniel me aperta contra o próprio corpo. Sinto o calor do seu peito sob a camisa, os dedos macios no meu braço. Minhas bochechas esquentam. Por que a atenção deles parece tão diferente hoje? É por que eu quero?

Empurro Daniel de um jeito brincalhão, e todos voltamos a encarar a TV. A tensão do filme volta... com algo a mais. É como se eu pudesse sentir nosso coração batendo, pulsando gentilmente juntos — tirando o batimento que estou sentindo dentro da calcinha. Será que sou a única curiosa a respeito do que está acontecendo aqui?

Na cena assustadora seguinte, aproveito a oportunidade para apertar a perna dos dois, enterrando os dedos em suas coxas. Eles me apertam de volta nos pontos em que suas mãos me tocam, mas não como antes. Esses toques são sensuais, demorados, desejosos. Fazem meu corpo esquentar ainda mais. Minha respiração acelera, e percebo que a deles também.

Com o coração martelando, não tiro as mãos de suas pernas. Em vez disso, começo a esfregar os dedos, massageando os dois. Quando nenhum deles me afasta. Ouso olhar para Daniel, buscando em seu rosto um sinal de que não sou só eu que me sinto assim. Em resposta, ele se inclina para a frente, quase tocando o nariz no meu, seus olhos exibindo um brilho esperançoso sob a luz da televisão.

A mão de Reggie acaricia o meio da minha coxa, fazendo o calor subir por mim. Olho para ele e sinto os lábios de Daniel roçando meu pescoço quando viro, arrepiando os pelos na minha nuca. Nesse mesmo instante, Reggie se inclina e me dá um beijo na boca. Meu corpo se inunda com um desejo que nunca imaginei sentir.

Daniel me puxa e me beija também, enquanto as mãos de Reggie começam a percorrer meus seios, e depois minhas coxas. Ainda estou beijando Daniel enquanto passo as mãos pela virilha dos dois, e os sinto enrijecendo. É difícil saber em qual sensação focar — em vez disso, aproveito todas.

Sem parar para pensar no que está acontecendo, eu os deixo tirarem minhas roupas. Juntos, levantam minha blusa, e meus seios pulam para fora.

Daniel fica boquiaberto enquanto me observa nua na sua frente pela primeira vez. Suas mãos me cobrem, e ele começa a massagear meus seios. Minha cabeça está a mil. Reggie começa a tirar minha calça. Ele levanta do sofá e se senta na minha frente, entre minhas pernas, abrindo-as. A boca de Daniel suga os meus mamilos. Jogo a cabeça para trás e inspiro profundamente quando Reggie lambe minha boceta por cima do tecido, duas bocas em mim ao mesmo tempo. Meus sentidos parecem sobrecarregados — os lábios de Daniel são vorazes e firmes, enquanto Reggie se move devagar, com entusiasmo. Ele puxa a calcinha para o lado e para por um instante, encarando minha boceta com atenção. Eu nem imaginava como é delicioso ver alguém me olhando desse jeito. Reggie passa um dos dedos em mim, me provocando, e, quase como se tivesse percebido minha reação, Daniel faz o mesmo com meus mamilos — passando os dedos ao redor, beliscando e parando repetidas vezes.

Reggie tira minha calcinha, e Daniel aproveita a deixa para ficar pelado e parado ali, com o pau duro na mão. Mordo o lábio, observando quase com ciúme ele puxar sua pica enrijecida.

Enquanto observo Daniel, Reggie enterra o dedo em mim, me fazendo gemer. A sensação de algo dentro do meu corpo me deixa desesperada por mais. Ele começa a beijar meu clitóris, a língua dando voltas ao redor. Caralho, que delícia! Então enfia outro dedo enquanto me chupa. Estou quase tonta de tanto prazer.

Daniel sobe no sofá e aproxima o pau do meu rosto. Eu enrosco a língua ao seu redor e roço a cabeça antes de tomá-lo

ESTÍMULOS MÚLTIPLOS

por inteiro, até o talo. Saber que Daniel está sentindo um prazer parecido com o que sinto entre minhas pernas é gostoso demais. Após alguns instantes, Reggie levanta e tira as roupas também. Daniel tira o pau da minha boca e se deita no sofá. Eu me sento em cima dele, deixando seu pau entre minhas pernas, pronto para entrar em mim. Reggie se posiciona no espaço entre as pernas de Daniel e acaricia minhas costas com a ponta dos dedos, me causando calafrios. Estou pronta para mais. Com uma das mãos, enfio Daniel dentro de mim. Nós dois suspiramos ao mesmo tempo, gemendo de prazer. Eu me inclino sobre Daniel, deixando nossos corpos grudados, e as mãos de Reggie apertam meus seios. Ele belisca meus mamilos. A sensação do pau de Daniel dentro de mim, me preenchendo, junto com a dor deliciosa dos beliscões é incrível.

Conforme nos mexemos juntos, numa mistura de corpos emaranhados, sinto o pau de Reggie deslizar entre as minhas nádegas, molhado pelos meus fluidos. Meu coração dispara quando entendo o que está prestes a acontecer. Suas mãos deixam meus seios e apertam minha bunda, e então seus dedos começam a brincar com meu cu, entrando e saindo devagar, me relaxando, aproveitando a lubrificação da minha boceta. Sinto minha boceta latejar ao redor de Daniel, vibrando de expectativa. Eu o beijo com tesão, depois me afasto para olhar nos seus olhos no mesmo instante em que Reggie penetra minha bunda. Imediatamente fico extasiada entre os dois, com dois paus dentro de mim. Reggie se move devagar atrás de mim, enquanto Daniel mete por baixo. Alcanço uma nova dimensão, o prazer me atravessando em choques eletrizantes.

— Vou gozar — aviso, gemendo com vontade.

— Isso, goza pra gente — ofega Daniel ao meu ouvido.

Os dois metem mais fundo, o ritmo se intensificando, e me perco por completo.

Ondas de prazer tomam meu corpo; parece insuportável. Os dois gemem de admiração enquanto me aperto ao redor deles, latejando em seus paus.

Desabo em cima de Daniel, e nós três ficamos deitados em um emaranhado suado, com a respiração ofegante, profunda e satisfeita, nos recuperando do prazer intenso que acabamos de experienciar.

Na nossa frente, os créditos rolam na televisão.

DICA 22
AJUDA EXTERNA

Às vezes, usar a imaginação não está sendo suficiente — nem ficar rememorando o sexo com seu ex! Uma forma maravilhosa de se jogar nas fantasias e ter novas ideias para se estimular é usando ajudas externas. (Bom, foi por isso mesmo que escrevi este livro.) Se você por acaso se cansar das histórias desta obra, ou se apenas quiser um pouco de variedade, não esqueça que existem outros recursos.

VÍDEOS PORNÔ

Apesar de algumas pessoas acharem pornografia assustadora, há tanto material por aí que no meio disso é difícil não encontrar algo que te agrade. Tente procurar vídeos feministas em vez de consultar os sites gratuitos de sempre. É muito importante apoiar-mos conteúdos produzidos de forma ética, para incentivarmos o desenvolvimento contínuo de vídeos que sejam realmente educativos e prazerosos de assistir! Acesse o site em inglês XConfessions para encontrar filmes eróticos lindos, ou o Lustery, para vídeos caseiros amadores feitos por casais da vida real.

ÁUDIOS PORNÔ

Se olhar para o corpo de outras pessoas não for a sua praia, procure narrativas em áudio. Você pode, óbvio, ouvir a versão em áudio deste livro para ativar seus sentidos, mas há muitos recursos pornográficos em áudio por aí, como o Dipsea, em inglês.

O VAMPIRO DE ESTOCOLMO

TEMPO DE LEITURA
> 10 minutos

A COMPANHIA É
Cruel

LISTA DE SAFADEZAS
☐ Masturbação
☑ Estímulo do clitóris/dedadas
☐ Cunilíngua
☐ Boquete
☑ Estímulo dos mamilos
☑ Penetração vaginal
☐ Estímulo anal/da bunda
☐ Tapas
☐ Brinquedos eróticos
☐ Asfixia
☑ BDSM

Os meus olhos se ajustam ao cômodo, cansados de um sono em que não caí sozinha. O cheiro de umidade invade minhas narinas enquanto pisco, observando ao redor. Estou em um quarto estranho, escuro, e sinto paredes úmidas escorregadias às minhas costas. Escuto o som constante de algo pingando no canto, e vejo um brilho esverdeado por todo o lugar — como se eu estivesse debaixo da água. Meus braços estão presos acima da cabeça. Olho para cima e percebo que estou algemada à parede. Tento me libertar, mas não adianta — começo a ser dominada pelo pavor. Como cheguei aqui?

Eu me lembro vagamente de voltar para casa andando depois de encontrar com alguns amigos. Moro na mesma rua que eles, então voltei sozinha, como sempre. Lembro que a lua cheia brilhava e as estrelas preenchiam o céu escuro. Então, ao passar por uma ruela, senti uma brisa estranha no cabelo, como se alguém tivesse passado por mim rápido demais. E em seguida: nada. Escuridão.

Sinto a batida acelerada do coração nas minhas costelas. Será que devo gritar por ajuda? Alguém viria? Ou isso chamaria a atenção de quem quer que seja que me trouxe para cá? Olho ao redor, buscando desesperadamente por uma saída. Todos os cantos do quarto são muito escuros, mas vejo uma porta aberta para um corredor, onde a luz é ainda mais verde. Enquanto foco ali, um grito agudo ecoa daquela direção. Eu me arrepio e uma gota de suor escorre pela minha testa. Fecho bem os olhos, torcendo para acordar de um pesadelo.

Quando volto a abri-los, há um vulto parado diante da porta. Tento gritar, mas o medo me faz perder a voz. A criatura entra no quarto como se estivesse flutuando, mas vejo seus pés tocarem o chão. Ele para em uma sombra do outro lado do cômodo, e juro que só consigo ver dois olhos vermelhos. Meu corpo inteiro treme, meus pés quase escorregam no piso molhado.

O vulto inspira com força, como se degustasse o ar. Então um longo suspiro de prazer vem da sua direção.

— Quem é você? — tento gritar, mas as palavras saem em um sussurro.

Ele flutua para a frente, saindo das sombras.

— Você não deveria perguntar *o que* eu sou?

Um vislumbre de presas brancas. Será? Não... Estou sonhando. Isso é uma piada sem graça. Eles não existem na vida real.

Do nada, a criatura está ao meu lado, mas ainda não consigo enxergá-lo direito.

— Adivinha — sussurra ao meu ouvido.

É estranho: o ser está muito perto de mim, mas não consigo sentir sua respiração. Só sinto a minha, rápida e ofegante no meu peito.

Ele para na minha frente e me encara. Seu cheiro é embriagante, parece reunir todas as minhas coisas favoritas no mundo. A pele é de uma palidez mortal, e o rosto, extremamente bonito. Os olhos de fato são vermelhos, e os dentes...

— Vampiro — sussurro.

Ele solta uma risada alegre.

— Muito bem — diz.

Então inspira o ar de novo e suspira mais uma vez.

— Por que você fica fazendo isso?

Ele forma um sorriso com sua boca linda, exibindo novamente as presas.

— Porque você tem um cheiro delicioso.

— Por favor, me deixe ir embora — imploro, puxando as correntes, que tilintam. — Faço qualquer coisa.

228   *ESTE LIVRO VAI TE FAZER SENTIR*

Ele observa eu me contorcer.

— Dá para ver que você está ficando nervosa. Descanse um pouco.

Ele desliza até a porta, e não sei se devo ficar aliviada com sua partida ou apavorada por ficar sozinha de novo. Mas, antes que eu consiga pensar em qualquer coisa, volto a cair no sono.

Acordo... em um banheiro. Desta vez, deitada nas pedras úmidas e duras do chão. Ele deve ter me trazido enquanto eu estava em sono induzido. Há uma banheira no meio do cômodo. Curiosa, sento e dou uma espiada, quase esperando que ela esteja cheia de sangue. A banheira é enorme e a torneira dela está aberta, com vapor saindo da água — vejo bolhas de sabão e pétalas de rosa boiando na superfície. O cheiro dos produtos atinge minhas narinas — doce e mágico. Sinto calafrios e olho ao redor, sem saber o que está acontecendo.

Ele voltou. O vampiro.

— Você quer entrar? — pergunta da porta obscurecida pelas sombras, sua voz é suave e branda.

Engulo em seco e volto a olhar para a água quente. Ela é hipnotizante. Na verdade, tudo o que mais quero é tirar a sujeira úmida da pele.

— Se eu entrar, você vai ficar aqui?

Ele se move, passando a ser iluminado pela luz verde.

— Naturalmente — responde, exibindo os caninos.

Eu me sinto nojenta por ter estado acorrentada naquela sala de antes. E o banho parece tão convidativo...

Concordo com a cabeça. O vampiro me oferece uma das mãos, e, em um piscar de olhos, estou de pé, perto da banheira.

— Você pode ficar de costas enquanto tiro a roupa? — peço.

AJUDA EXTERNA

Para minha surpresa, ele se vira. Começo pela blusa suja, deixando-a cair no chão, usando minha humilde velocidade humana para tirar tudo até ficar nua. Olho rápido para ele, para ver se está me espionando, mas não está. Entro depressa na água quente, ansiosa para estar menos exposta perto dele.

Assim que entro na banheira, sinto meu corpo inteiro relaxar. A água é diferente de qualquer outra que já senti tocar a minha pele. É como tomar banho em seda ou veludo. Eu me deixo afundar nela, sendo coberta pelas bolhas.

O vampiro se vira. De repente, está ao lado da banheira. Ele desliga a torneira e diz que precisa prender meus pulsos. Não tenho muita escolha.

Quando pega um dos pulsos, o contraste da pele fria dele na minha, agora quente por conta da água, parece incandescente. Ao pegar o segundo, seus dedos param na pulsação latejante em minhas veias. Ergo o olhar para ele por um momento, assustada com o brilho em seus olhos vermelhos. Mas, depois de me prender, ele para de me tocar. Estou achando essa situação mais provocante do que deveria: o medo de saber o que ele é, de ser sua prisioneira, se mistura com a inegável atração que estou sentindo por esta criatura. Quando se afasta, leva seu cheiro embriagante junto e me pego tomada pelo sentimento de decepção.

Ele vai até a ponta da banheira e tira seu paletó elegante. Por um segundo, acho que está prestes a entrar na banheira também, e uma empolgação perversa percorre meu corpo. Mas então percebo que ele não está tirando a roupa, apenas dobrando as mangas da camisa.

— Já que você está... impossibilitada — diz —, posso te ajudar a tomar banho?

Eu deveria responder que não. Eu deveria querer sair correndo daqui. Mas quero saber como é a experiência de ter um vampiro me dando banho.

Mais uma vez, assinto.

O vampiro pega uma esponja atrás da torneira. Então a mergulha na água e começa pelos meus pés. Ele usa uma das mãos para esfregar, e a outra para me segurar. Novamente, seu toque frio misturado com o calor da água é sensacional. Começo a sentir vibrações percorrendo meu corpo.

Quando ele chega ao topo das minhas coxas, pula minha boceta e passa para a barriga, acariciando-a e esfregando-a cuidadosamente com a esponja um pouco áspera. Tenho uma sensação estranha: torço para ele lavar meus seios agora... mas, de novo, ele pula essa parte, passando para o meu colo antes de chegar aos braços. O tempo todo, meus olhos acompanham seu rosto lindo, mais branco do que a neve.

O vampiro me encara.

— Vou te soltar para você lavar o restante — anuncia.

— Não — replico rápido, quase sem querer. — Não me importo de você fazer o restante.

Ele me analisa com seus olhos vermelhos.

— Só vou fazer isso se você me pedir.

— Por favor. — Me escuto dizer. — Por favor, me lava.

Assim que as palavras saem da minha boca, ele abre um sorriso cruel, e penso: *Ele planejou isso. Ele sabia que podia me fazer desejar mais.* Só que isso não muda o que eu quero.

Sua mão mergulha de volta na água. A esponja lentamente dá a volta em um mamilo, depois no outro. E então ele a desce pelo meu corpo até a boceta. Abro as pernas, e ele a esfrega com a esponja. A fricção quase me faz gritar. Eu queria que ele trocasse a esponja pela própria mão. Quero sentir seus dedos frios em mim.

Fico olhando para o braço dele dentro da água, entre minhas pernas, mas sinto que ele me encara.

— Você só precisa pedir — sussurra.

Respiro fundo.

— Por favor — digo.

— Por favor o quê? — pergunta com outro sorriso cruel.

— Me fode — peço.

Em um piscar de olhos, estou fora da banheira. Ele me solta e me pega em seus braços na velocidade da luz. Antes que eu consiga pensar, estamos de volta na outra sala, e o vampiro prende novamente minhas mãos na parede. A água do banho escorre pelo meu corpo enquanto ele tira a roupa com uma velocidade incrível, ficando nu de repente. Boquiaberta, eu encaro seu pau grande, duro, rígido. Ele vem na minha direção e sinto sua piroca, fria como gelo, acariciando minha boceta.

Eu me inclino na sua direção e beijo seus lábios frios, firmes. Meu corpo se arrepia. Seu gosto é exatamente igual ao seu cheiro: embriagante. A criatura me beija com vontade, enfiando a língua gelada na minha boca.

A tensão sexual se sobrepõe ao medo — a mistura desses sentimentos me enche de tesão. Ele acaricia minha pele nua em uma velocidade que me causa ondas de choque. Puxo as correntes de propósito, a excitação de ser sua prisioneira alimentando meu prazer. Sua boca fria aterrissa sobre meus seios, e ele me mordisca com suas presas — quando me chupa, meus mamilos enrijecem na sua boca. E meus gemidos ecoam pelas paredes de pedra.

O vampiro roça seu pau frio na minha entrada quente. A sensação me faz ficar ofegante, e imediatamente fico encharcada, pingando nele. Ele se inclina para beijar meu pescoço, minha pulsação visivelmente martelando minha pele — uma onda de medo me percorre antes de ele se enterrar em mim. Seu pau duro como pedra me preenche. Caralho. Minhas algemas chacoalham e tilintam contra a parede enquanto ele mete mais fundo. Meus seios quentes pressionam seu peito frio. Fico ofegante enquanto ele soca em mim e me envolve com os braços para fincar os dedos na minha bunda. Gemidos escapam dos meus lábios enquanto pressiono o rosto contra seu pescoço, inspirando o cheiro dele, assim como ele faz com o meu.

Ele está quase gozando, e quero ser preenchida com seu gozo gelado de vampiro. Sinto o prazer aumentar quando nossos olhares se encontram e ele arrasta as unhas pelos meus braços, subindo dos cotovelos para as axilas, indo até os mamilos. O meu prazer também se aproxima do clímax. Mordo o lábio com força para chegar ao orgasmo.

Minha boceta se aperta ao redor dele pela última vez — e então cedo ao prazer, deixando meus músculos se contraírem, permitindo que as correntes acima de mim segurem meu peso. Ele agarra minha bunda para me manter no lugar enquanto mete de novo e goza dentro de mim. Nunca me senti tão viva. O sangue corre pelas minhas veias e... consigo sentir um pouco na boca, da mordida que me dei. Passo a língua para limpá-lo, mas o vampiro já sentiu o cheiro.

Seus olhos se arregalam ao ver o sangue se acumulando no ponto em que me cortei. Não há nada que eu possa fazer além de deixá-lo se aproximar e lamber a área que está sangrando. Respiro fundo, esperando para ver o que vai acontecer.

Ele mostra suas presas.

DICA 23
PRAZER NO CÉRVIX

Existe prazer no cérvix! Nem todo mundo sente algo nas profundezas da vagina, mas algumas pessoas sim, então, caso se sinta confortável com a ideia, vale tentar descobrir em qual categoria você se encaixa. É assim:

- **PASSO 1:** Entenda onde fica seu cérvix. Ele está dentro da vagina, no fundo, na parte de cima. (Procure um diagrama no Google para entender melhor.)

- **PASSO 2:** Você precisará de um brinquedo com que possa se penetrar. Lubrifique-o.

- **PASSO 3:** Escolha uma das duas opções (ou vá com as duas!): impulsione o brinquedo contra o cérvix em movimentos de entrar e sair, ou faça círculos com ele ao redor do cérvix, balançando-o.

- **PASSO 4:** Enquanto isso, respire fundo acompanhando as sensações, permitindo-se assimilar esses novos sentimentos.

É provável que o prazer no cérvix seja diferente do clitoriano ou do que você sente no ponto G. Se orgasmos clitorianos parecem fogos de artifício e os do ponto G são como um incêndio, o orgasmo cervical seria uma corrente elétrica que se irradia lá do fundo. Eu recomendo acrescentar o estímulo clitoriano para maximizar o prazer!

QUANDO BONS VIZINHOS SE TORNAM BONS AMIGOS

TEMPO DE LEITURA
> 10 minutos

AS COMPANHIAS SÃO
Muitas

LISTA DE SAFADEZAS
☐ Masturbação
☑ Estímulo do clitóris/dedadas
☑ Cunilíngua
☑ Boquete
☑ Estímulo dos mamilos
☑ Penetração vaginal
☐ Estímulo anal/da bunda
☑ Tapas
☐ Brinquedos eróticos
☐ Asfixia
☑ BDSM

PRAZER NO CÉRVIX 235

Estou morando agora no apartamento C do prédio Cornucópia. No andar abaixo do meu, moram dois casais, nos apartamentos A e B; o do apartamento A — Emmanuel e Erica — é meio frio, enquanto o do apartamento B — Andrew e Amelia — é bem simpático. No outro apartamento do mesmo andar que o meu, mora uma mulher com ar de diretora de escola, que conheço apenas como Sra. Hunter, porque esqueci seu primeiro nome e é assim que aparece nas correspondências dela.

É sábado à noite, e bato à porta do apartamento B, nervosa. Andrew e Amelia a abrem juntos e me convidam para entrar. Andrew me dá um beijo na bochecha e elogia o vinho que eu trouxe. Amelia me abraça como se me conhecesse há séculos. Na verdade, só conversamos por cinco minutos no corredor ontem, quando ela me convidou para esse jantar. Ando estressada com a mudança, então me demoro mais no abraço do que normalmente faria. Ela cheira a comida gostosa e perfume.

O apartamento tem cozinha e sala integradas, e Emmanuel e Erica estão sentados no sofá da sala, parecendo entediados. A Sra. Hunter está em pé diante dos dois e reclama do prédio vizinho, que deixa comida na rua para raposas. Isso significa que ela acorda no meio da madrugada com o barulho delas fazendo sexo selvagem.

Andrew distribui taças de vinho, com todos já sentados à mesa. Eu viro o foco do jantar, respondendo a perguntas sobre onde morava antes, com o que trabalho, quais são meus hobbies. É estranhamente delicioso e intimidante ser alvo dos olhares demorados de cinco desconhecidos — e todos eles são estranhamente bons em manter contato visual. Ainda bem que estou bebendo.

De sobremesa, Andrew preparou um bolo cremoso de chocolate. Reparei que Emmanuel e Erica gostam muito de contato

236 ESTE LIVRO VAI TE FAZER SENTIR

físico. Eles passaram a noite toda acariciando a nuca ou apertando a mão um do outro. Agora, Emmanuel suja o canto da boca com chocolate, e Erica se inclina para limpá-lo com uma lambida. Ela nota que estou olhando enquanto faz isso. E, sem quebrar o contato visual, beija Emmanuel na boca, de língua. Desvio o olhar na mesma hora, e Erica ri.

Mas é depois do jantar que o clima começa a mudar de verdade. A Sra. Hunter sugere brincarmos de "quem tem mais chance de fazer tal coisa". Cada pessoa precisa dizer algo como "esquecer de colocar o lixo na rua no dia da coleta". Então, contamos até três e apontamos para a pessoa que achamos que tem mais chance de fazer isso. A que receber mais votos precisa pagar uma prenda.

Andrew é o primeiro a fazer comentários um pouco mais ousados. Enquanto serve mais vinho, ele diz:

— Pessoa que tem mais chance de surpreender na cama.

Todo mundo aponta para a Sra. Hunter. Depois disso, as sugestões se tornam mais maliciosas, apesar de as prendas continuarem bobas. Até que Amelia diz:

— Pessoa que tem mais chances de receber um boquete no corredor.

Todos os dedos apontam para Emmanuel, e nós rimos, o vinho nos deixando alegres, o novo tom sexual da brincadeira nos deixando alertas.

Andrew brinca que, como prenda, Emmanuel deveria receber seu boquete no corredor — e então Erica levanta, estendendo uma das mãos para Emmanuel. Ela o guia para fora do apartamento enquanto, do lado de dentro, somos tomados pelo silêncio, sorrindo uns para os outros. Aquilo é brincadeira, né? Não é possível que Erica esteja ajoelhada lá fora.

— Vou espiar pela fechadura — diz Amelia, rindo.

Assim que ela levanta, as luzes se apagam. Os relógios do fogão e do micro-ondas também desaparecem. A Sra. Hunter fala que vai olhar pela janela, e escutamos o farfalhar das cortinas. A rua inteira está imersa na escuridão. A energia caiu. Ironicamente, o clima na sala se torna ainda mais elétrico.

A porta da frente se abre, e Erica e Emmanuel voltam, brincando (é brincadeira mesmo?) sobre a diversão deles ter sido interrompida, enquanto Andrew e Amelia começam a acender as velas sobre a cornija da lareira. O brilho que elas criam é bem mais fraco do que o das lâmpadas, e todos os rostos são tomados por sombras sensuais. A Sra. Hunter começa a contar uma história sobre um apagão na sua adolescência, quando ela tinha brincado do jogo da garrafa com amigos... Será que queremos brincar disso agora? Amelia solta um gritinho de alegria e vai buscar uma das garrafas de vinho vazias. Olho ao redor para ver se alguém vai dizer que não. Por mais que pareça loucura, levando em consideração que mal conheço essas pessoas, a ideia me dá tesão. O vinho aqueceu meu corpo, e o jogo anterior o fez latejar. Um beijo cairia bem agora.

Sentamos em um círculo no chão, no espaço entre os três sofás que ficam de frente para a lareira. A garrafa de vinho é posicionada no meio. Olho para o rosto de todos e sinto um frio na barriga.

Andrew vai primeiro. A garrafa aponta para Emmanuel. Os dois engatinham até o meio da roda, e parece que todo mundo prende a respiração. O beijo não é demorado, mas também não é tão rápido.

Então Emmanuel gira a garrafa e tira Erica. A respiração que todos prendíamos se solta em uma risada indignada por aquela moleza, já que os dois são casados. Depois que Erica e Emmanuel trocam um selinho carinhoso, Erica gira a garrafa.

Ela gira tão rápido que é difícil acompanhar o movimento. Até que vai ficando mais devagar... e finalmente para apontada para mim. Erica está sentada ao meu lado. Ela se vira e me encara. Antes de se aproximar, afasta o cabelo do meu rosto. E então me beija. Sua boca é macia e quente. Quando se afasta, ela diz:

— Você está muito tensa. É só uma brincadeira.

Eu achava que Erica não ia muito com a minha cara, mas aí ela se ajoelha atrás de mim e começa a massagear meu pescoço. Ela continua me tocando quando me inclino para a frente e giro a garrafa. Tiro Emmanuel. Ele vem até mim e me dá um beijo com vontade, enquanto Erica continua massageando minha nuca com os dedos. É intenso ter as duas sensações ao mesmo tempo, e me arrepio.

Emmanuel se afasta.

— Gostei dessa brincadeira nova — comenta a Sra. Hunter, direta.

Ela manda Emmanuel me beijar de novo com Amelia atrás dele, lhe fazendo uma massagem. Andrew pergunta o que ele deve fazer. A Sra. Hunter pensa um pouco.

— Massageia os peitos da Erica — diz.

Andrew olha para Erica, que sorri e concorda com a cabeça. Boquiaberta, observo ela levantar a blusa, expor o sutiã e abaixar as alças, exibindo os seios e os mamilos. Andrew se senta atrás da Erica, encaixando a virilha nela, e leva as mãos aos seios dela, massageando-os com as palmas e os dedos. A visão é tão erótica que minha boceta lateja.

Emmanuel coloca um dedo sob meu queixo e me vira na sua direção. Vejo Amelia massageando sua nuca. Ele me encara em

PRAZER NO CÉRVIX 239

busca de permissão e, quando concordo com a cabeça, me beija de novo. Fecho os olhos enquanto nos entrelaçamos. Ele ainda tem gosto de chocolate, e sua língua é quente e habilidosa.

Quando nos afastamos, instintivamente nos viramos para a Sra. Hunter em busca de novas instruções. Ela parece pensativa de novo, então fala para Amelia e Erica tirarem as roupas uma da outra, e para Andrew e Emmanuel fazerem o mesmo. Não sei se olho para Amelia enquanto Erica puxa seu vestido e a deixa parada ali apenas de calcinha, ou se olho para Andrew enquanto ele se ajoelha e abre o botão e o zíper da calça jeans de Emmanuel, puxando-a para baixo pelos passadores e revelando a cueca de Emmanuel, com seu pau duro lá dentro.

Aos poucos, quatro conjuntos de roupa são removidos, e, diante de mim, brilhando sob a luz de velas, estão duas duplas de seios com mamilos enrijecidos, dois paus duros apontando para o teto, e duas bocetas. Observo, inundada por desejo, enquanto os dois casais se analisam com olhares apreciativos.

— E ela? — pergunta Erica para a Sra. Hunter, apontando para mim.

— Vocês *todos* podem tirar a roupa dela — responde a mulher. Meu coração dispara. A adrenalina me excita.

Quatro mãos quentes me levantam do chão, onde eu estava sentada de pernas cruzadas. Erica e Emmanuel param atrás de mim, e Andrew e Amelia ficam na minha frente. Erica e Amelia levantam a blusa, seus dedos fazendo cócegas na minha barriga, enquanto Andrew e Emmanuel abaixam a saia. Fico de calcinha e sutiã, sentindo a respiração deles em mim. Erica abre o fecho do sutiã, e Amelia passa os dedos pelos meus braços, descendo as alças. Emmanuel e Andrew seguram um lado da minha calcinha cada um, baixando-a. A sensação de ter quatro pares de mãos em mim ao mesmo tempo é diferente de qualquer coisa que já senti. Parada diante deles, completamente nua, meu coração acelera com um tesão nervoso.

Amelia segura minhas mãos e as leva até os próprios seios, um sorriso se formando no canto da boca. Sinto a maciez suave deles, fascinada. Uma pontada de dor me traz de volta. Olho para baixo — a Sra. Hunter está apertando meu mamilo com força.

Ela olha para todos nós.

— A regra do jogo é que vocês só podem fazer o que eu mandar. Estão me entendendo?

Eu me pego assentindo, ansiosa. Não acredito que estou nessa situação — nem em como estou excitada. Meu clitóris parece estar tendo espasmos, mesmo que ninguém tenha encostado nele. Todos nós viramos para a Sra. Hunter, obedientes, esperando as próximas instruções.

Ela nos diz para nos sentarmos em um círculo, com a ordem no sentido horário sendo Amelia, Erica, Andrew, eu e Emmanuel. Ela quer que a gente brinque de "batata quente oral", um jogo no qual vamos nos alternar em usar a boca nos órgãos genitais da pessoa ao nosso lado por 30 segundos enquanto os outros assistem. Arregalo os olhos ao ver Erica abrir as pernas para Amelia e fico com inveja. Quero que chegue logo a minha vez.

Mas, primeiro, assisto à Erica enfiando todo o pau de Andrew na boca, a saliva pingando da pica grossa enquanto ela move a cabeça. Agora, Erica afasta a boca e usa a mão para estimulá-lo ainda mais — ela o deixou tão molhado que sua mão desliza e escorrega nele. Em um tom ríspido, a Sra. Hunter manda que ela se levante. Todos prendemos a respiração, sem saber o que vai acontecer.

A Sra. Hunter diz que Erica quebrou as regras — as regras diziam apenas para usarmos a boca, não as mãos. Ela faz Erica se inclinar sobre o braço do sofá e lhe dá três tapas altos e fortes em cada nádega. Minha boceta lateja ainda mais. Troco um olhar animado com Emmanuel, que parece estar praticamente salivando.

Quando Erica volta, percebo que é minha vez. Dobro os joelhos e abro bem as pernas, me apoiando nos cotovelos. Entre as minhas pernas, Andrew me dá um sorriso malicioso. E então coloca a boca no meu clitóris. O calor é incrível. A língua dele é sensacional. Ele lambe os meus lábios com vontade, depois volta a se concentrar no clitóris.

Emmanuel pergunta à Sra. Hunter se podemos "mudar" as regras, pergunta se os outros podem participar... ao mesmo tempo? Ela pensa um pouco e então concorda, com exceção de Erica, que ainda está de castigo. A mulher realmente está fazendo jus à impressão que tive de diretora de escola. Erica faz beicinho.

Emmanuel pega uma almofada no sofá e a coloca debaixo da minha cabeça. Então coloca um joelho em cada lado do meu rosto, deixando o pau bem na frente da minha boca. Amelia fica de pé bem atrás da minha cabeça, encarando Emmanuel. Primeiro, Emmanuel desliza o pau para dentro da minha boca, e a sensação da sua pica dura me preenchendo enquanto Andrew lambe meu clitóris é quase arrebatadora. Mas quando olho para cima e vejo que Emmanuel também está chupando Amelia, quero explodir.

Uma voz alta e rigorosa nos interrompe: a Sra. Hunter nos manda parar. A ansiedade por não saber o que vai acontecer agora é erótica demais.

Ela nos manda levantar e ficarmos um ao lado do outro; depois, caminha diante de nós como um sargento, olhando para nosso corpo nu, um de cada vez. Sob a luz das velas, ela parece ainda mais rígida do que antes. Ela esfrega o pau ereto de Andrew para cima e para baixo. Enfia dois dedos na boca de Amelia e a manda chupar. Então é a minha vez. Inspiro e expiro fundo. Ela se ajoelha e esfrega o dedão do meu clitóris babado até minha boceta, e entra com força. Respiro fundo de prazer.

A Sra. Hunter manda eu me deitar de lado no chão. Enquanto obedeço, ela volta a caminhar pela fila e para na frente de Emmanuel. Quero desesperadamente que ela o mande vir me comer, e a mulher parece saber disso, porque me fita enquanto prolonga o suspense. Por fim, ela me dá o que quero, dizendo para ele se deitar e meter em mim por trás.

O calor da barriga de Emmanuel enquanto ele me abraça e a sensação da sua piroca dura nas minhas costas é incrível. Ele pergunta se pode. Preciso tanto de algo dentro de mim que imploro para ele seguir em frente. Assim que ele enfia o pau em mim, fecho os olhos e solto um gemido profundo, gutural.

Quando abro os olhos, Amelia está na minha frente, os seios caídos para um lado. Ela ainda tem cheiro de comida gostosa e perfume. Deitada atrás dela está Erica, sendo comida por Andrew.

A Sra. Hunter manda Erica foder Amelia com os dedos, e manda Amelia esfregar meu clitóris. Emmanuel metendo em mim por trás e os dedos quentes de Amelia me tocando é o paraíso, e sinto que estou quase gozando. Olho para baixo e vejo a perna de Amelia levemente erguida, deixando Erica meter dois dedos. O olhar de pura felicidade no rosto de Amelia me faz querer beijá-la. Pergunto à Sra. Hunter se posso, mas ela diz que não, seus olhos brilhando maliciosamente com o poder.

PRAZER NO CÉRVIX

Não posso beijá-la, mas foda-se, quero tocar nela. Pergunto a Amelia se posso tocar seu clitóris, e ela responde com um sim entusiasmado. Começo a esfregá-la, arrancando gemidos de prazer. Ela é macia, molhada e quente.

Mas a Sra. Hunter viu. Ela manda Emmanuel meter mais forte como punição, e se inclina para baixo, beliscando meu mamilo de novo. Tudo é avassalador: a sensação do pau duro de Emmanuel pulsando dentro de mim, os dedos de Amelia deslizando pelo meu clitóris, o som dos gemidos de Erica enquanto Andrew a come, a boceta macia e inchada de Amelia sob as minhas mãos, e, agora, a pontada de dor no meu mamilo. **Eu me apoio em Emmanuel e gozo com tanta força e tão alto que fico feliz por todos os meus vizinhos estarem ali comigo, para ninguém mais poder me ouvir.**

Amelia pressiona o corpo nu contra mim enquanto meus tremores vão diminuindo, com Emmanuel me abraçando de forma reconfortante.

Ao meu ouvido, ela sussurra:

— A gente faz isso todo sábado à noite.

DICA 24
EJACULAÇÃO FEMININA

A ejaculação feminina é um mito de filmes pornô ou é real? E se for real, é um líquido ou apenas xixi? Tomarei a liberdade de afirmar que todas nós já nos fizemos essas perguntas em algum momento. Não há respostas conclusivas (as pesquisas sobre o corpo feminino ainda são ridiculamente escassas), mas o que precisamos saber é que, não importa a sua definição sobre o que de fato acontece, certas pessoas com vulvas ejaculam sempre que transam, outras fazem isso de vez em quando e algumas nunca têm essa experiência!

Caso tenha muita vontade de saber como é — sou defensora ferrenha de que vale experimentar tudo pelo menos uma vez —, vou te dar algumas dicas para colocar em prática na leitura do próximo conto. Só para registrar, muitos homens já tentaram me ajudar com isso, e acho que só um conseguiu causar uma pocinha. As coisas que eles fizeram talvez funcionassem com outras mulheres, mas não comigo — assim como tudo neste livro, é preciso explorar e descobrir ao que o seu corpo reage. Dito isso, vou contar o que deu certo para mim. Fique à vontade para tentar.

- **PASSO 1:** Parece óbvio, mas você precisa estar bastante hidratada.

- **PASSO 2:** Prepare-se deitando em uma toalha ou ficando em algum lugar que possa molhar. Isso é para você não precisar se preocupar com encharcar o colchão durante a experiência! Como falamos na página 26, preocupações podem cortar o tesão.

- **PASSO 3:** Fique o mais relaxada possível, respirando fundo e focando no seu prazer (você pode tentar seguir a técnica de respiração da página 59).

- **PASSO 4:** Insira um brinquedo (ou os dedos) de forma a acertar a área do seu ponto G. Repita o movimento com o gesto "vem cá".

- **PASSO 5:** Com a outra mão, pressione o monte pubiano, logo abaixo da barriga e acima da vulva.

- **PASSO 6:** Em vez de contrair os músculos no momento de prazer, relaxe-os — se quiser, pode inclusive tentar fazer um pouco de força para fora.

- **PASSO 7:** Continue estimulando a zona do prazer, aumentando a pressão e a velocidade.

- **PASSO 8:** Se você sentir vontade de fazer xixi, é a ejaculação, então não se segure!

- **PASSO 9:** Libere-se e não pare o movimento.

OBSERVAÇÃO: *Às vezes, a ejaculação feminina pode acontecer junto com o orgasmo ou antes dele — é normal!*

INVERSÃO DE PAPÉIS

TEMPO DE LEITURA
< 7 minutos

A COMPANHIA É
Submissa

LISTA DE SAFADEZAS
☐ Masturbação
☐ Estímulo do clitóris/dedadas
☑ Cunilíngua
☐ Boquete
☐ Estímulo dos mamilos
☐ Penetração vaginal
☑ Estímulo anal/da bunda
☐ Tapas
☑ Brinquedos eróticos
☐ Asfixia
☑ BDSM

EJACULAÇÃO FEMININA

Uma semana atrás, meu namorado me pediu para assistirmos a um filme pornô juntos e nos masturbarmos. Nossa vida sexual caiu na rotina ultimamente, então topei, animada. Cada um escolheu um vídeo. No dele, uma mulher que usava uma roupa de látex preto brilhante e uma máscara levava um homem para uma masmorra, mandava ele tirar a roupa e então colocava um cintaralho. Eu jamais escolheria aquele, mas foi delicioso. A troca de papéis era muito excitante.

Depois de nós dois gozarmos, enquanto escovávamos os dentes e nos preparávamos para dormir, percebi que ele queria me dizer alguma coisa: ficava tensionando os ombros, respirando fundo, e então engolia em seco e desviava o olhar. Eu sabia o que ele queria. Pensei no que eu diria se ele tivesse coragem de pedir. Com certeza seria uma experiência nova, mas assistir aos vídeos com ele tinha me mostrado que eu queria algo diferente. Nós não tínhamos nenhum brinquedo que estimulasse sua próstata — e eu gostava da ideia de ser a primeira pessoa a lhe dar aquele prazer. Só a ideia de ficar atrás dele e comê-lo do jeito como ele me come, me sentindo como um homem que tem o poder de penetrar, já me dava tesão. Tirei a escova de dente da boca e acabei com a tortura dele.

— Se você quiser experimentar, eu topo.

Passamos a semana inteira nos preparando. Toda noite, ele se deitava pelado na cama e eu me sentava vestida às suas costas, entre as pernas. Passava lubrificante em um plug anal, fazia círculos com ele em torno do seu cu e empurrava de leve. Até esse gostinho do poder que eu teria me deixou empolgada. O tamanho dos plugs foi aumentando ao longo da semana, para testarmos os limites. Em algumas noites, enfiei um nele antes do jantar e o obriguei a comer com o plug, enrolando espaguete no garfo enquanto o observava, cheia de tesão. Em outras, fiz massagem nas suas costas e nas suas nádegas, abrindo-as bem para ver a base do plug.

E hoje é a grande noite. Comprei o cintaralho. Ele já fez tudo que podia para se preparar. Estamos prontos.

No banheiro, prendo o cabelo e tiro a blusa e o sutiã, mas continuo de calça jeans. Falei para ele me esperar no quarto, pelado. Quando giro a maçaneta, ele está sentado na beira da cama, ao lado da cinta e do dildo que deixei ali, apertando o colchão com um ar nervoso. Vou até ele e o beijo — é um beijo bem intenso, e domino toda a sua boca. Tiro minha calça e depois a calcinha e digo para ele guardá-las como um bom menino. Contraio a boceta quando ele obedece.

Mando meu namorado se ajoelhar aos meus pés e beijá-los enquanto me preparo para comê-lo. Quando ele obedece, sinto cócegas subirem pelas minhas pernas.

Com o cintaralho em seu devido lugar, ordeno que ele o chupe.

— Quero que você deixe bem molhado e pronto pra sua bunda — digo.

Ele obedece. Vê-lo enfiando o dildo no fundo da garganta faz uma onda de adrenalina me inundar. O poder que essa nova dinâmica me dá está me fazendo pegar fogo.

— Você está indo muito bem — comenta.

A saliva escorre do dildo até minha boceta. Seguro o cabelo dele para sentir sua cabeça se movimentar. Meu namorado me lança um olhar de desejo, e estou em chamas.

Ordeno que suba na cama. Ele obedece, se posicionando de quatro.

EJACULAÇÃO FEMININA

Paro atrás dele. Há um espelho em cima da cômoda, à nossa esquerda — encaro nosso reflexo. É uma cena magnífica: eu, pelada, ostentando um pau grande e duro, e ele de quatro na minha frente, também com um pau grande e duro entre as pernas. Volto a olhar para o que está diante de mim. Ele empina um pouco a bunda, desesperado pelo meu toque. Chupo um dedo, molhando-o de saliva o máximo possível, e o enfio no seu cu, colocando e tirando com cuidado. Ele é quente e apertadinho. Noto o prazer que está sentindo pela maneira como seu corpo vem na minha direção. O tesão dele me excita sob o cintaralho. Eu poderia começar agora, poderia enterrar o dildo nele, mas estou gostando demais de explorar aquele poder.

Ordeno que vire e deite de costas. Subo na cama e sento na sua cara; depois ordeno que abra a boca. Ele obedece.

— Acho que você precisa se esforçar mais — comento.

Impulsiono o dildo para baixo e preencho sua boca de novo. Ele agarra minha bunda, tentando controlar a situação, mas afasto seus braços e os prendo acima da sua cabeça. Continuo fodendo sua boca. Olhamos nos olhos um do outro. Ele está adorando, e eu também.

Ele tira a boca do dildo; agora sabe que é mais difícil do que parece.

Ordeno que fique de quatro de novo. Enquanto volto para ficar atrás dele, pego o lubrificante. Esguicho o líquido nele de maneira que escorra entre suas nádegas e o material viscoso na sua pele o faz estremecer de frio. Passo minha mão quente no local para espalhar melhor, e ele estremece um pouco mais. Enfio dois dedos desta vez — ele geme.

— Vou meter meu pau em você agora — digo.

ESTE LIVRO VAI TE FAZER SENTIR

Eu me sinto muito poderosa. Meus mamilos estão duros de tesão e sei que minha boceta está inchada, mas, mesmo assim, o pau entre as minhas pernas parece ser realmente meu.

Seguro o dildo com uma das mãos e o esfrego sobre o cu lubrificado dele. Meu namorado solta um gemido gostoso, sentindo mais tesão do que nunca. Uma onda de adrenalina me inunda quando me dou conta de que estou prestes a fazer algo que nunca imaginei: vou comer meu namorado. Meu corpo é tomado pelo prazer.

Enfio o dildo lentamente na sua bunda, centímetro por centímetro. Ele suspiro, depois respira fundo.

— Me diz o que você está sentindo — ordeno.

— É tão... gostoso.

Meto mais fundo, e seu corpo desmorona contra mim enquanto ele rebola de prazer. Eu volto a me olhar no espelho, a ver como estou incrível entrando e saindo dele. Adoro vê-lo de quatro, sendo comido do jeito que eu costumo ser.

— Estou metendo tão fundo na sua bunda — digo, me excitando com essa nova onda de poder, entrando e saindo, socando nele o meu pau.

Seus gemidos provocam meus movimentos, seu prazer me excita sem que eu nem precise me tocar.

— Me diz como é ser comido.

— É... cheio — suspira ele enquanto vou mais fundo.

Meu pau o preenche por completo, estimulando sua próstata. No espelho, vejo que ele parece estar em outra dimensão; uma nova dimensão de prazer.

— E é... duro.

— É — replico, me inclinando sobre ele e passando as unhas da sua nuca até a lombar.

Ele geme de novo com a nova sensação.

— É tão gostoso ter você dentro de mim.

— Adoro estar dentro de você — digo. O prazer me domina.

— Você está indo muito bem com o meu pau.

Pego o pau dele e ouço um som animalesco escapar. Seu corpo se contorce sob o meu. Acaricio seu pau e me enterro mais fundo dentro dele. Bato na sua bunda e digo:

— Você é um menino *tão bom*.

Seu corpo começa a tremer, e seu pau lateja na minha mão, gozando nos lençóis. Ele desaba na cama com o gemido mais demorado que já ouvi sair da sua boca. Estou satisfeita, sorrindo com meu desempenho. Saio dele com muito cuidado, devagar, minha boceta latejando, e tiro o cintaralho. Quando o jogo no chão, meu namorado se deita de costas, ainda ofegante e de olhos fechados, parecendo nunca ter se sentido tão feliz na vida. Ele abre os olhos e sorri para mim.

— Obrigado.

— O prazer foi meu — replico, levantando da cama. — Agora, limpa essa bagunça.

DICA 25
PEGUE O ESPELHO DE NOVO

É provável que você não esteja lendo este livro na ordem proposta, então não sei há quanto tempo leu a dica principal e se sentou de pernas abertas em frente a um espelho. Mas vou pedir de novo para você fazer isso agora.

Uma das vantagens da masturbação que mencionei na introdução é fazer você se sentir melhor com o seu corpo. Quando nos masturbamos, queremos fazer sexo conosco, em um supremo ato de autocuidado. E essa dica é sobre isso.

Muitas pessoas têm dificuldade para se olhar no espelho, que dirá para investigar seu corpo nu e sua vulva. Mas há muito poder, muita coragem e bravura nesse ato, que é a chave para despertar todo o seu potencial de prazer. Quero que, depois de ler este livro, você se sinta mais conectada consigo do que em qualquer outro momento da vida, e que se inspire a entregar corpo e mente ao prazer. É por isso que te convido a se sentar na frente de um espelho, de qualquer tipo, e se tocar. Quando olhar para si, quero que acredite que amor-próprio e sexo solo são normais e deliciosos. Quero que acredite que é maravilhosa. Que é linda. Que é mágica. Brincar com o espelho é a epítome do sexo solo, seja lá como você queira fazer isso.

Sei que a ideia pode parecer intimidadora — também já me senti assim. Minha relação com meu corpo tem altos e baixos, logo, a forma como eu me sinto ao me olhar no espelho também varia muito. É difícil admirar o próprio corpo quando vemos imagens retocadas por todo canto. O primeiro passo para a autoconfiança é se cercar de influências positivas. depare de seguir pessoas nas redes sociais que fazem você se sentir inferior e comece a acompanhar quem mostra corpos naturais. Sugiro dar uma olhada na revista virtual *Sunday Morning View*, em inglês, que celebra todos os corpos e mostra a arte que existe naquilo que aprendemos a encarar como errado e imperfeito.

Algumas coisas me ajudaram a olhar meu reflexo no espelho e me sentir gostosa pra caralho. Uma delas foi fazer um ensaio fotográfico sensual. Parece apavorante, né? Eu tremi na base enquanto usava minha lingerie de renda, sem dúvida. Mas, durante o ensaio, fui me sentindo cada vez mais confortável e até comecei a me divertir. Eu me tornei a pessoa sexy que sabia que sempre fui. Quando chegou a hora de ver as fotos, pensei: *Não vou gostar de nenhuma, não gosto de fotos minhas, ainda mais se eu estiver tentando ser sensual, que dirá quase pelada*. Foi uma surpresa descobrir que adorei praticamente todas. Passei a me enxergar de outra maneira.

Para aumentar a autoconfiança e a autoaceitação, eu e minha melhor amiga, Reed Amber (do ComeCurious), criamos o desafio dos trinta dias de nudez. Nele, você tira uma foto pelada, em ângulos diferentes, todos os dias, por um mês, apenas para si mesma. Quanto mais você olhar seu corpo, mais enxergará beleza nele. Acho mesmo que você deveria experimentar.

Depois que terminamos o desafio, senti tanto orgulho do meu corpo que prometi para mim mesma: se algum dia eu me olhar no espelho e pensar *Nossa, como estou gostosa hoje*, é minha obrigação tirar uma foto para me lembrar dessa sensação nos dias em que estiver desanimada. Porque, assim como tudo na vida, humores e emoções vêm e vão. Haverá dias bons e dias ruins, e não tem nada de errado nisso! Por que não tentar?

Por fim, pare de pensar coisas negativas sobre si mesma. Todo mundo já fez isso, apertando a barriga ou tendo pensamentos maldosos sobre a própria aparência. Agora é a hora de reaprender, repensar essa negatividade e transformá-la em comentários positivos. Olhe para seu reflexo no espelho e fale todas as coisas que ama no seu corpo. Pode ser difícil no começo, mas insista. Eu amo meus peitos. Eu amo minha bunda. Amo minha barriga e minha boca. Amo meu quadril. Experimente! Quanto mais você repetir as coisas positivas sobre si mesma, mais acreditará nelas.

Volte ao espelho: esta dica é o que você quiser que ela seja. Pode ser simplesmente parar diante dele e se elogiar antes de partir para a meditação sexual.

MEU AMANTE, O DEUS DO ROCK

TEMPO DE LEITURA
> 10 minutos

A COMPANHIA É
Sexy e famosa

LISTA DE SAFADEZAS
- ☑ Masturbação
- ☑ Estímulo do clitóris/dedadas
- ☐ Cunilíngua
- ☑ Boquete
- ☑ Estímulo dos mamilos
- ☑ Penetração vaginal
- ☐ Estímulo anal/da bunda
- ☐ Tapas
- ☐ Brinquedos eróticos
- ☐ Asfixia
- ☐ BDSM

Uma multidão de corpos suados pula ao meu redor, socando o ar no ritmo da batida enquanto a voz grave e aveludada inunda o estádio. Esta é a quarta vez que assisto a esse show na turnê mais recente — na semana passada, consegui o impossível e fiquei apertada contra a grade, a poucos metros de distância do palco. Hoje, estou algumas fileiras atrás, hipnotizada pelo jeito como ele se move pelo palco. Quando volta ao microfone para cantar, com os braços esticados, roça-o com os lábios, e estou tão perto que enxergo sua barba por fazer e o jeito como sua camisa está grudada ao peito. Apesar de saber a letra de cor e salteado, presto atenção em cada palavra, me acabando de dançar como se minha vida dependesse disso.

A próxima música começa, e ele nem precisa cantá-la, porque berramos a letra. Ele dobra um pouco os joelhos, joga a cabeça para trás rindo, maravilhado, depois observa a multidão. Olha para a esquerda e para a direita, e aí, conforme seus olhos passeiam pela área da plateia bem à sua frente, os vejo parar em mim. Por um segundo, acho que é minha imaginação. Mas quando começa a cantar, percebo sua boca se movendo junto com a minha e sei que é real — seu olhar não desvia do meu. Meu astro do rock favorito não apenas me notou, como está *cantando* para mim. Sempre achei ele gostoso, mas estou surpresa com a intensidade das ondas de desejo que me percorrem bem, bem fundo.

Não consigo sustentar o olhar por muito mais tempo — me sinto exposta. Quando reúno coragem para voltar a encará-lo, ele já seguiu para a esquerda do palco. Droga. Mal posso esperar para contar para Isla — ela vinha comigo hoje, mas teve uma crise de enxaqueca. Preciso me lembrar de comprar algo para ela na loja de lembrancinhas na saída, para animá-la.

Sei o setlist de cor e, quando as luzes diminuem no fim dessa música, com a bateria ainda tocando baixo ao fundo para manter a adrenalina da multidão, sei que ele vai sair do palco uma última vez antes de voltar para o *grand finale*. Quando as luzes finalmente voltam a brilhar, aplausos ensurdecedores tomam conta do estádio e a garota na minha frente se vira para mim. Ela se inclina e berra perto do meu ouvido:

— O segurança está te chamando!

A garota aponta para a frente — a grade fica a duas fileiras de nós. Um homem musculoso imenso vestido de preto me chama com um gesto. Olho ao redor, achando que ele pode estar falando com outra pessoa, mas não, é comigo mesmo. Abro caminho com dificuldade até lá, e o segurança indica com as mãos que devo pular a grade. Não sei o que fiz de errado e quero ficar para a última música, mas o barulho está alto demais para eu argumentar, então deixo ele me levantar pelas axilas e me puxar para o outro lado.

— O que houve? — grito agora que estamos lado a lado, mas ele só segura minha mão e me leva para a lateral do palco, por uma porta.

Ainda consigo escutar a música lá fora, mas agora está abafada, sendo substituída pelo som característico do meu ouvido apitando.

O homem finalmente dá um sorrisinho para mim e explica:

— Você vai pra uma festa.

Com o coração disparado e sem entender, sou levada até uma sala grande, sem janelas, cheia de pessoas conversando e rindo, todas com crachás da área VIP e da equipe, que devem ter assistido ao show dos bastidores. O segurança me deixa com uma mulher, sussurrando algo no ouvido dela. Ela sorri para mim, me cumprimenta com um abraço e então a música — a música *dele* — começa a sair pelas caixas de som na sala. Adoro tanto essa canção que começo a dançar com a mulher. Estou muito animada. Isso deve ser o *after*, certo? Depois de tanto tempo, será que finalmente vou conhecê-lo?

Quando a porta da sala se abre, as pessoas gritam de alegria. Deve ser ele. Meu coração bate a uma velocidade inédita. Não consigo enxergá-lo direito, porque ele está cercado pelo que parecem ser amigos e parentes, então decido que vou até lá quando o grupo se dispersar um pouco. Não tem como estar aqui e não dizer oi. Estou feliz pra caralho porque meu ídolo me chamou aqui depois de ter me visto no meio da multidão. Por algum motivo, ele me convidou para cá.

Ainda com o coração disparado, volto a dançar, mas bem no refrão alguém toca meu braço...

Eu me viro.

E lá está ele. Com um sorriso casual, o cabelo molhado de suor, a camisa grudada ao peito. Aperto os lábios, meu sorriso se alargando incontrolavelmente pelo rosto. Sem pensar, pego sua mão e a aperto com vontade. Sua palma é quente e sedosa, e ele parece achar graça do meu gesto.

— Queria saber se você é real — explico.

Ele ri, como se estivesse com vergonha, e se apresenta — o que é engraçado, porque eu obviamente sei quem ele é. Pergunto se é por causa dele que estou aqui.

— Eu já te vi nos meus shows.

O som grave da sua voz tão perto de mim é enlouquecedor. Ele é ainda mais bonito agora que consigo ver as rugas ao redor dos seus olhos e as leves covinhas. Nenhum de nós parece capaz de olhar para o outro, e me pergunto o que meu ídolo está pensando de mim.

PEGUE O ESPELHO DE NOVO 259

— Adoro o jeito como você dança. Acho que não consegui aguentar a ideia de não te ver dançar de novo.

Quando estou prestes a ter um treco, alguém surge, passando um braço ao redor dos ombros dele e o puxando para conhecer outra pessoa. Ele se vira para me olhar e dá uma piscadela. Sinto um fogo dentro da calcinha. Minha cabeça me diz que não o conheço, não de verdade — mas minha boceta está pouco se fodendo. Se eu tivesse a oportunidade, me jogaria.

Começo a dançar de novo, torcendo para o impossível acontecer e ele voltar, gostando ainda mais da forma como meu corpo se move depois do seu elogio. Só que ele não aparece, e não o vejo em lugar nenhum. Vou procurar o banheiro, dizendo para mim mesma como a noite está sendo surreal — mesmo que ele tenha ido embora, não faz diferença: eu o conheci, nós conversamos e até *flertamos*.

Mas pelo visto minha sorte ainda não acabou...

Abro uma porta achando que é o banheiro, mas acabo entrando em um camarim. Há um sofá comprido, cadeiras diante de espelhos cheios de luzes, mesas com flores e cestas de frutas — e, bem na minha frente, em um banheiro com a porta aberta, um chuveiro quadrado imenso, com a água caindo... *nele* — o deus do rock dos meus sonhos. Ele está virado para mim, se ensaboando, o pau pendendo entre as pernas. Fico boquiaberta.

Ele ri. Dobra os joelhos e joga a cabeça para trás, do mesmo jeito que fez no palco, então diz alto por cima da água corrente:

— Não acredito! Eu estava literalmente pensando em você.

Quando permaneço calada — porque não *consigo* falar nada —, ele acrescenta:

— É melhor você chegar mais perto.

Engulo em seco.

— Por quê? — consigo perguntar.

Ele inclina a cabeça e abre um sorriso safado.

— Quero saber se você é real — responde.

Fecho a porta com um clique. Sigo devagar na direção dele, que desliga o chuveiro, os últimos resquícios de sabonete escorrendo do corpo dele. Chego aos azulejos molhados do chão do chuveiro. E então paro a dois centímetros de distância dele, porque não sei por onde começar — não é todo dia que um sonho se torna realidade.

— Você acabou de me conhecer — murmura enquanto os olhos lindos percorrem meus lábios. — Tem certeza de que quer fazer isso?

Olho para baixo. Ele está ficando excitado diante dos meus olhos, subindo mais e mais, meio curvado, com uma pinta na lateral. *Estou olhando pro pau dele*, penso. *Pro pau dele de verdade.*

— Eu quero *muito*.

As palavras mágicas. Ele segura meu rosto com as duas mãos e me beija de língua, cheio de vontade. Passo os braços ao redor do seu pescoço, sentindo o pau duro contra a minha virilha. A água no corpo dele ensopa minhas roupas e as faz grudar na minha pele. Ele me empurra contra a parede de azulejos, e passo as mãos por seu cabelo encharcado e suas costas macias. Minha boceta está em alerta total, quente e cada vez mais inchada entre as minhas coxas.

Ele me levanta, e enrosco as pernas ao seu redor. Eu me sinto leve como uma pluma em seus braços — lógico que ele é forte; deve ter que malhar muito para aguentar o ritmo das turnês. Ele sai do chuveiro comigo e me leva para o camarim, ainda me beijando, e me deita no sofá. Chuto meus sapatos para longe e abro o botão da calça jeans antes de abaixá-la. Ele termina de tirá-la enquanto puxo minha blusa e arranco o sutiã. Então meu ídolo larga seu peso sobre mim — a sensação do seu corpo molhado contra o meu é divina. Volto a enroscar minhas pernas ao redor da cintura dele. Ele dá beijos longos, demorados e molhados no meu pescoço e, ao arquear as costas, esfrega o pau duro ritmicamente contra minha boceta, que continua quente sob a calcinha. A fricção me provoca de um jeito frustrante. Eu me agarro a ele, que ainda está com a pele quente do banho, grata por nada disso ser fruto da minha imaginação.

De repente, ele se senta, puxa minha calcinha e a joga para longe. Enquanto vai pegar uma camisinha, sento no sofá, abro as pernas e começo a me tocar, porque vou explodir se não fizer isso. Estou molhada e espalho a lubrificação pela minha boceta inteira, o clitóris e os lábios ansiosos.

Ele me observa enquanto volta, descendo a camisinha pelo pau.

— Você é tão sexy — diz em um tom fascinado.

Seu elogio me deixa tão excitada que levanto e o empurro para o sofá. Monto em cima dele. Tão devagar quanto consigo, deslizo sobre ele, cada milímetro meu se deliciando com a grossura dele, cada terminação nervosa estremecendo de prazer. Ele me preenche, e é tão incrível que não sei se solto uma risada ou um gemido. Rebolo, enterrando-o em mim. Ele segura meus peitos e os aperta com força, unindo-os, então enfia um dos mamilos na boca e chupa, me fitando com aqueles olhos que conheço tão bem. Eu me aperto ao redor do seu pau, e ele geme de prazer. Vou mais rápido, quicando, olhando para o homem que desejei por tanto tempo. A curva do seu pau tem o ângulo perfeito para atingir meu ponto G, e o prazer é cada vez mais intenso.

Eu me inclino para a frente e seguro seu queixo com uma das mãos.

— Quero que você goze na minha boca — digo, sem parar de quicar.

Ele concorda, seus olhos arregalados e cheios de desejo. Continuo, seu pau entrando e saindo de mim, o prazer aumentando. Agarro os ombros dele, jogo a cabeça para trás, solto um gemido demorado e ofegante ao chegar ao clímax.

Meu ídolo me levanta e me joga no sofá. Então se livra da camisinha e fica em pé, colocando aquele pau lindo, macio e duro na minha cara. Ele bate punheta, e abro a boca com vontade, cheia de expectativa, minha boceta ainda latejando do orgasmo.

— Vou gozar — avisa.

Ele revira os olhos, e minha boca é preenchida por sua ejaculação salgada, deliciosa. Eu sempre quis que ele gozasse na minha boca. E é o que acontece, escorrendo pelo meu rosto, se espalhando pela minha língua.

Ele desmorona ao meu lado no sofá enquanto apoio a cabeça na almofada, limpando a boca. Fecho os olhos e me pergunto se acabei de ter um dos melhores momentos da minha vida. Dou uma olhada ao redor. Em uma das mesas diante dos espelhos iluminados, vejo o que eu quero: um bloco de papel e uma caneta. Cansada, me obrigo a levantar do sofá para pegá-los. Ainda estou um pouco ofegante quando os entrego para ele, que me encara com um olhar confuso.

— Pra que isto?

— Quero um autógrafo. — Sorrio para ele. — Pode dedicar pra minha amiga Isla, por favor?

CUIDADOS POSTERIORES

Foi um prazer para mim, e espero que para você também, te ajudar nessa jornada de conexão com seu corpo de um jeito tão íntimo. Este livro não é apenas sobre como se masturbar, mas sobre se dar aquilo que você merece, sobre se sentir à vontade no próprio corpo, reconhecendo, aceitando e celebrando os prazeres que a natureza nos deu.

Acredito de verdade que se dar prazer é apenas o começo. Conversar sobre sexo, seja solo ou não, é importante e impactante. É algo que nos ajuda a sermos mais confiantes e termos uma conexão maior conosco e com as pessoas ao nosso redor. Espero que você termine esta leitura com a capacidade de colocar em palavras aquilo de que gosta e de falar mais abertamente sobre sexo com parentes e amigos, assim como com quaisquer parceiros que tiver. Acima de qualquer coisa, espero que todas as vergonhas que você já sentiu sobre masturbação ou sobre desejos e fantasias tenham ficado para trás para sempre.

Obrigada por ler este livro e ter curiosidade para descobrir mais. Mal posso esperar para saber tudo o que você aprendeu — pode me contar no Instagram, em @florencebark. Lembre-se de que você merece sentir prazer e de que esta jornada de amor- -próprio é apenas sua, então trace-a da maneira que preferir. Vai dar tudo certo!

Muita paz, amor e se divirta bastante!

Beijos,
Florence

CRIE SUAS FANTASIAS SEXUAIS

Algumas pessoas dizem que existe um livro dentro de cada um de nós — eu gosto de dizer que existe um conto erótico dentro de cada um de nós! Se você deseja criar a própria fantasia, mas não consegue se concentrar no que mais lhe daria tesão hoje, organizei possíveis pontos de partida. Leia cada seção e escolha uma ideia (ou três, ou dez — o que você preferir!) da lista, depois tente criar um enredo sexy para imaginar enquanto se masturba. Quero muito saber quais serão as suas histórias — me manda uma mensagem no meu perfil do Instagram, @florencebark.

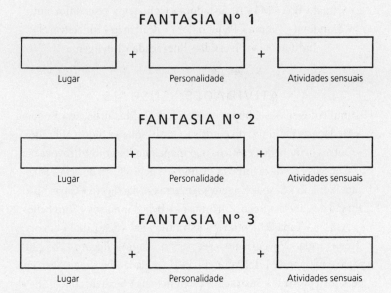

LUGARES

Cozinha • Quarto • Sala • Banheiro • Quintal • Academia • Closet • Biblioteca • Cinema • Piscina • Sauna • Hidromassagem • Escritório • Supermercado • Vestiário • Casa na árvore • Galpão • Parque • Campo aberto • Fazenda • Parque de diversões • Hotel • Iglu • Elevador • Saguão • Trem • Avião • Carro • Caminhão/caminhonete • Trator • Restaurante • Limusine • Loja de jardinagem • Shopping • Estacionamento • Consultório médico • Delegacia • Sala de dentista • Quadra esportiva/estádio

PERSONALIDADE DA SUA COMPANHIA

Atrevida • Safada • Obscena • Irritada • Alegre • Amorosa • Romântica • Sedutora • Sexy • Malvada • Generosa • Poderosa • Submissa • Obediente • Mal-humorada • Animada • Dinâmica • Atlética • Frenética • Tímida • Confiante • Séria • Boba • Pudica • Sexual • Boa • Má • Assustadora • Conhecida • Reconfortante • Mandona • Calma • Paqueradora • Ranzinza • Indecifrável • Indiferente • Divertida • Engraçada • Inteligente

ATIVIDADES SENSUAIS

Estímulo dos seios • Chupar dedões/dedos • Masturbação • Boquete • Dedadas • Estímulo do clitóris • Cunilíngua • Dildo • Vibrador • Outros brinquedos eróticos não mencionados aqui • Provocação • Cócegas • Sexo carinhoso • Cubos de gelo • Cera de vela • Sexo apaixonado • Sexo selvagem • Amarras • Massagem • Carinho • Puxão de cabelo • Beijos carinhosos • Beijos intensos • Sem beijos • Asfixia • Tapas/chicotadas • Estímulo anal • Sexo anal • Sexo a três • Orgia • Voyeurismo • Ser pega no flagra • *Edging* • Posição papai e mamãe • Mulher por cima • Cavalgada invertida • Sexo em pé • Sexo por trás • Sexo sentada em móveis • Sexo de conchinha • Outra posição não mencionada aqui

NOTAS

1. https://www.glamourmagazine.co.uk/article/glamour-mastur-bation-survey

2. https://yougov.co.uk/topics/society/articles-reports/2022/02/10/orgasmgap-61-men-only-30-women-say-they-orgasm-ev

3. https://www.psychologytoday.com/us/blog/stress-and-sex/201510/the-orgasm-gap-simple-truth-sexual-solutions

4. Kerner, Ian. *As mulheres primeiro*. Rio de Janeiro: Editora Sextante, 2020.

5. Puppo, V.; Puppo, G. *Anatomy of sex: Revision of the new anatomical terms used for the clitoris and the female orgasm by sexologists*, Clin. Anat., 28, 2015, p. 293-304.

AGRADECIMENTOS

Escrever esta parte faz cair a ficha de que escrevi um livro que foi publicado! Já vi e li muitas seções iguais a esta dos meus escritores favoritos, e é muito gratificante poder escrever a minha. Então a você, que está lendo, obrigada pela bravura, coragem e pelo amor ao comprar e ler meu livro sobre um tema que nem sempre é fácil de debater. São pessoas como você que fazem mudanças acontecerem. Continue sendo uma pessoa curiosa.

Obrigada à minha maravilhosa e talentosa editora Emily Barrett, que sempre me incentivou e me ajudou a criar a magia que existe nestas páginas. Eu basicamente a torturei, obrigando-a a ler e editar contos eróticos no meio do escritório — apesar de ela corar enquanto lia os capítulos —, e este livro não existiria sem ela. Que mulher!

Obrigada à minha mãe, minha heroína e fã nº 1 desde que nasci. Isso não mudou quando comecei a ganhar a vida falando sobre sexo. Agradeço todos os dias por ela jamais falar qualquer coisa negativa, mesmo quando anuncio ao mundo as minhas melhores dicas para pagar um boquete (com mais de 3,7 milhões de visualizações) ou quando lhe pedi carona para um protesto pelos direitos de profissionais do sexo em Los Angeles enquanto estávamos de férias. Ela não apenas me levou, como ficou lá e caminhou com a gente pela Hollywood Boulevard com um sorriso imenso no rosto.

Obrigada à minha estagiária, Emm Cheeky, que me fez companhia enquanto eu escrevia, repassou todas as dicas comigo para termos certeza de que eram as melhores possíveis e leu as meditações sexuais em voz alta para eu saber o que soaria bem no audiolivro. O seu entusiasmo sobre todos os temas aqui tratados me inspira sempre que trabalhamos juntas.

E, por último, mas com certeza não menos importante, obrigada à minha companheira de aventuras, Reed Amber. Se a gente nunca tivesse se conhecido, este livro não existiria. Você mudou a minha vida para melhor, do jeito mais louco possível. Geramos uma mudança imensa no conteúdo disponível sobre sexo e relacionamentos, e ajudamos muitas pessoas. Aos nossos maravilhosíssimos Curious F**kers — o apoio de vocês é tudo. Reed é o *yin* do meu *yang*, uma verdadeira irmã que escolhi.

E, nas palavras de Snoop Dogg, obrigada a mim mesma por me esforçar todo dia para tornar isto realidade. Estou aprendendo a ser mais grata a mim — espero que isso te inspire a se agradecer também. Mesmo que seja apenas por comprar um livro que pode mudar para sempre a forma como você se masturba.

Este livro foi composto nas tipografias Frutiger LT Std,
em corpo 10/15, e Minion Pro, em corpo 11/15.
Impresso em papel off-white no Sistema Cameron da
Divisão Gráfica da Distribuidora Record.